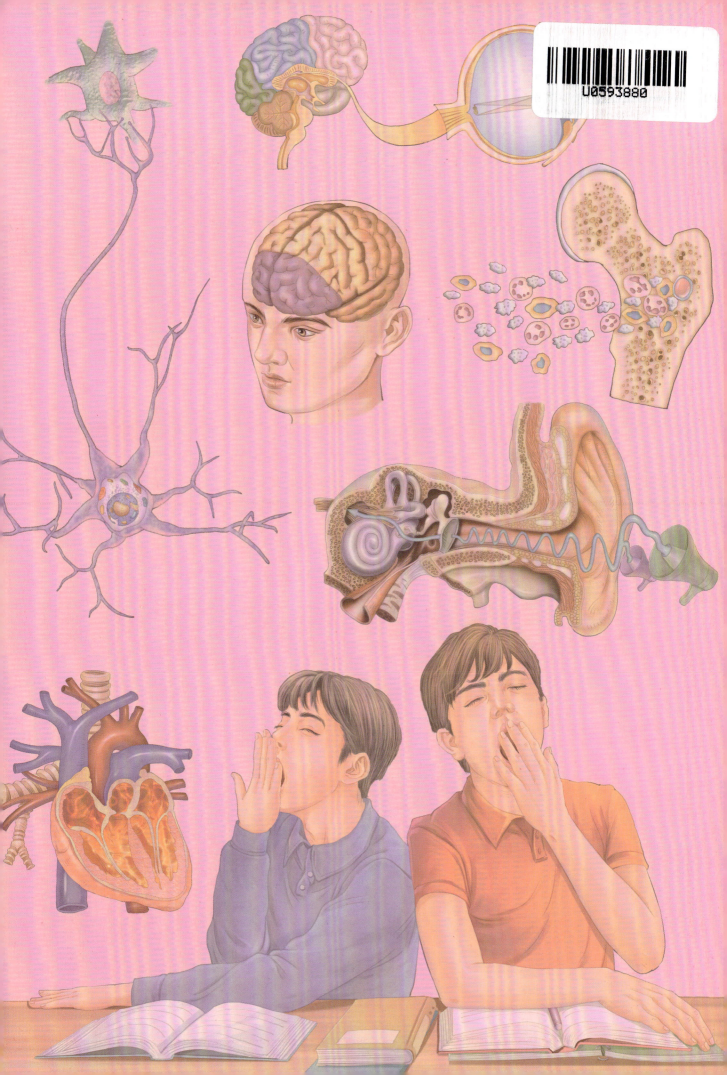

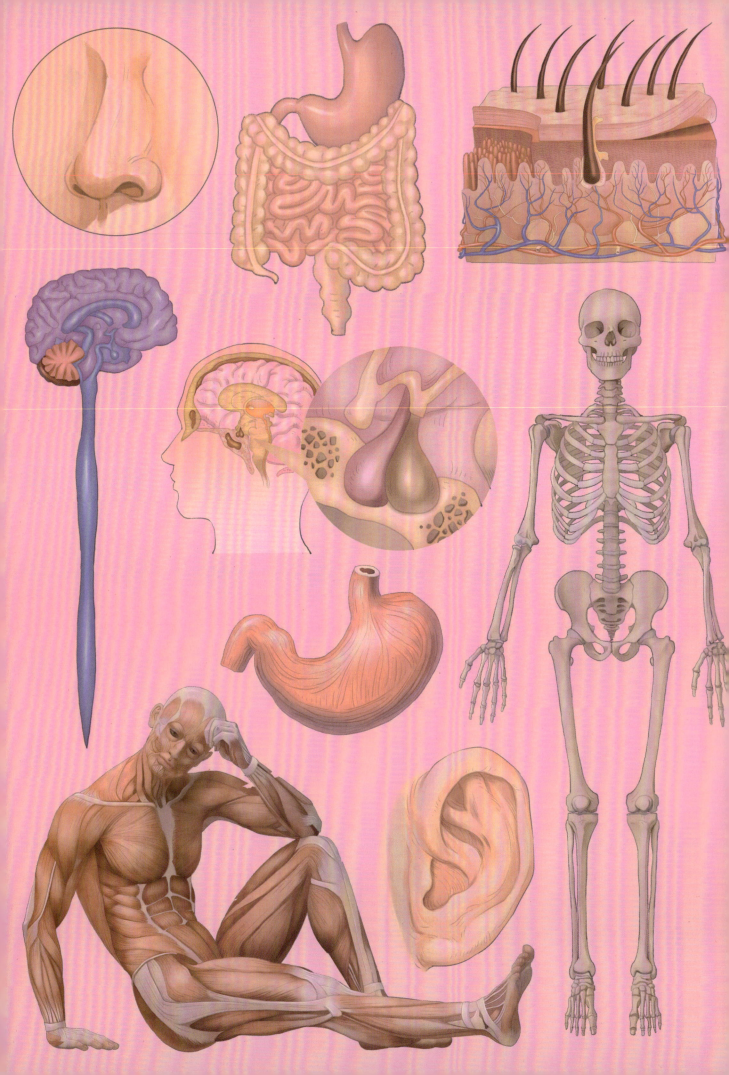

聪颖宝贝科普馆

趣味科学启蒙，给孩子的贴心科普老师

人体奥秘

胡君宇 / 编著

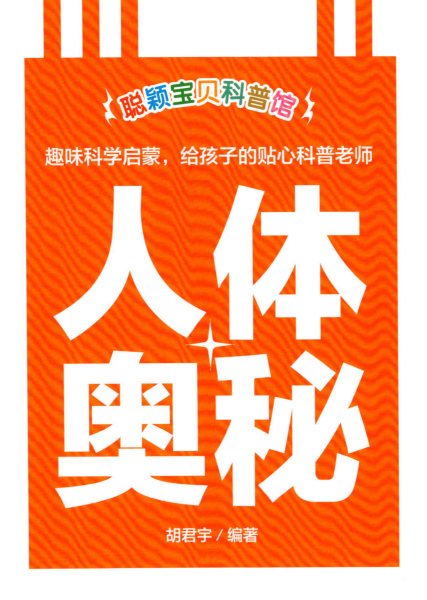

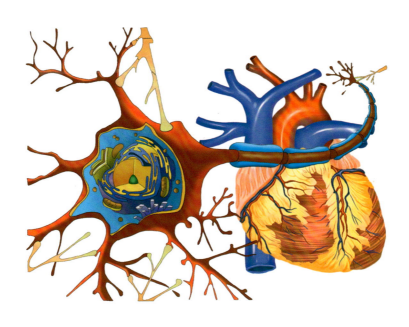

辽宁美术出版社

图书在版编目（CIP）数据

人体奥秘 / 胡君宇编著. — 沈阳：辽宁美术出版
社，2024.7
　　（聪颖宝贝科普馆）
　　ISBN 978-7-5314-9760-8

　　Ⅰ.①人… Ⅱ.①胡… Ⅲ.①人体—青少年读物
Ⅳ.①R32-49

中国国家版本馆 CIP 数据核字(2024)第 097353 号

出　版　者：辽宁美术出版社
地　　　址：沈阳市和平区民族北街 29 号　　邮编：110001
发　行　者：辽宁美术出版社
印　刷　者：唐山楠萍印务有限公司
开　　　本：889mm×1194mm　　1/16
印　　　张：5.5
字　　　数：40 千字
出版时间：2024 年 7 月第 1 版
印刷时间：2024 年 7 月第 1 次印刷
责任编辑：王　楠
装帧设计：胡　艺
责任校对：满　媛
书　　　号：ISBN 978-7-5314-9760-8
定　　　价：88.00 元

邮购部电话：024-83833008
E-mail：lnmscbs@163.com
http://www.lnmscbs.cn
图书如有印装质量问题请与出版部联系调换
出版部电话：024-23835227

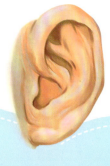

目录

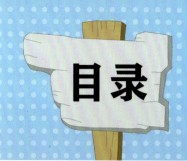

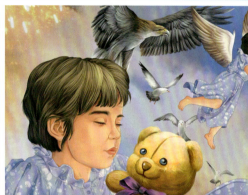

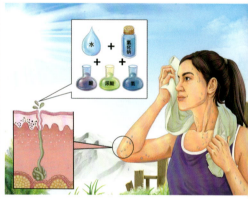

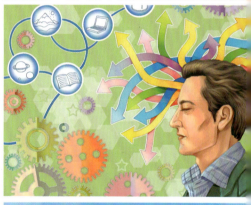

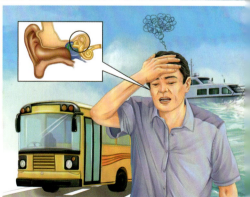

目录

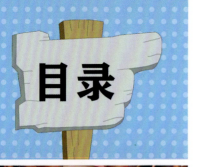

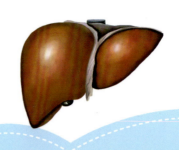

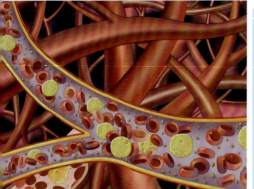

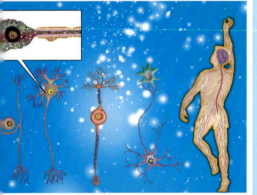

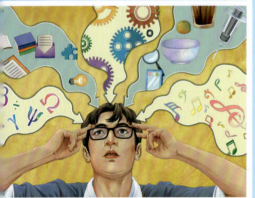

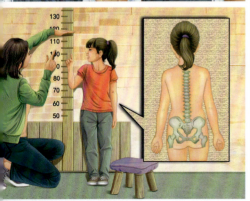

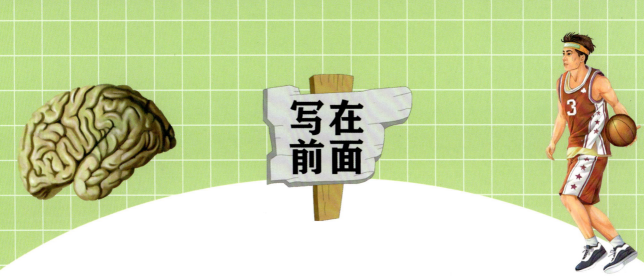

写在前面

　　你知道吗？我们的身体十分奇妙，就像是一台精密的机器，各个部位分工合作，却又紧密相连。我们的骨头十分坚硬，却又非常轻；全身有600多块肌肉，它们像橡皮筋一样富有弹性，可以辅助我们运动；心脏日夜不停地工作，将血液泵入全身，一生要跳动约30亿次；而生命的源点，是从一个小小的细胞开始的……这不可思议的一切就是我们的身体，它们精妙地组合在一起，顺畅地协同工作着。每个工作环节都是重要的，一旦出现问题，就可能导致这台精密的人体机器难以继续运转。想要更好地爱护自己，了解自我，就要从了解我们的身体开始。

　　身体对每个人来说都意义重大，我们必须正确地使用它，它才会更好地工作。如果身体使用不当，则会埋下很多健康隐患，带来很多健康问题。怎样才能正确地使用我们的身体呢？当然要先了解它。了解人体，满足身体的需要，才能使身体各大组织充分发挥作用，维持身体平衡。为了帮助读者了解人体科学的知识，理解人体科学的神奇与奥妙，我们特编写出版这本《人体奥秘》。这本书结合日常的生活场景，运用熟悉的事物进行比喻，由内而外细致地揭开人体运行的秘密。以有趣生动的语言解析人体的奥秘，讲解我们身体各部位的工作原理，引导读者真正了解身体工作的奥秘，并养成健康的生活习惯。

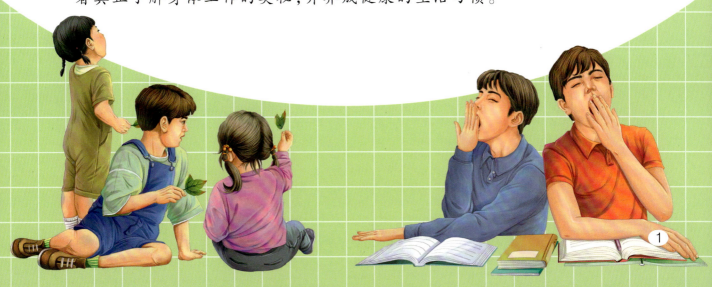

齐心协力的人体系统

各种不同的组织按照某种严格的规律和方式联合起来完成某项工作,就形成了不同的器官。人的每个生命活动都不是简单的一个器官完成的,哪怕是最简单的动作,也要依赖于多个器官的合作,而这些器官联合起来就是人体的系统。人体内各系统齐心协力,才能完成人体的每一项生理活动。

◆ 系统家族

根据功能和分工的不同,人们把人体分成 12 大系统:表皮系统、肌肉系统、骨骼系统、关节系统、消化系统、呼吸系统、循环系统、免疫系统、神经系统、内分泌系统、泌尿系统和生殖系统。每一个系统都在尽职尽责地工作着。

◆ 呼吸系统

呼吸系统是执行机体与外界进行气体交换的器官的总称。呼吸系统的机能主要是与外界进行气体交换,呼出二氧化碳,吸进氧气,进行新陈代谢。呼吸系统包括呼吸道(鼻、咽、喉、气管、支气管等)和肺,呼吸道是气体进出肺的通道。

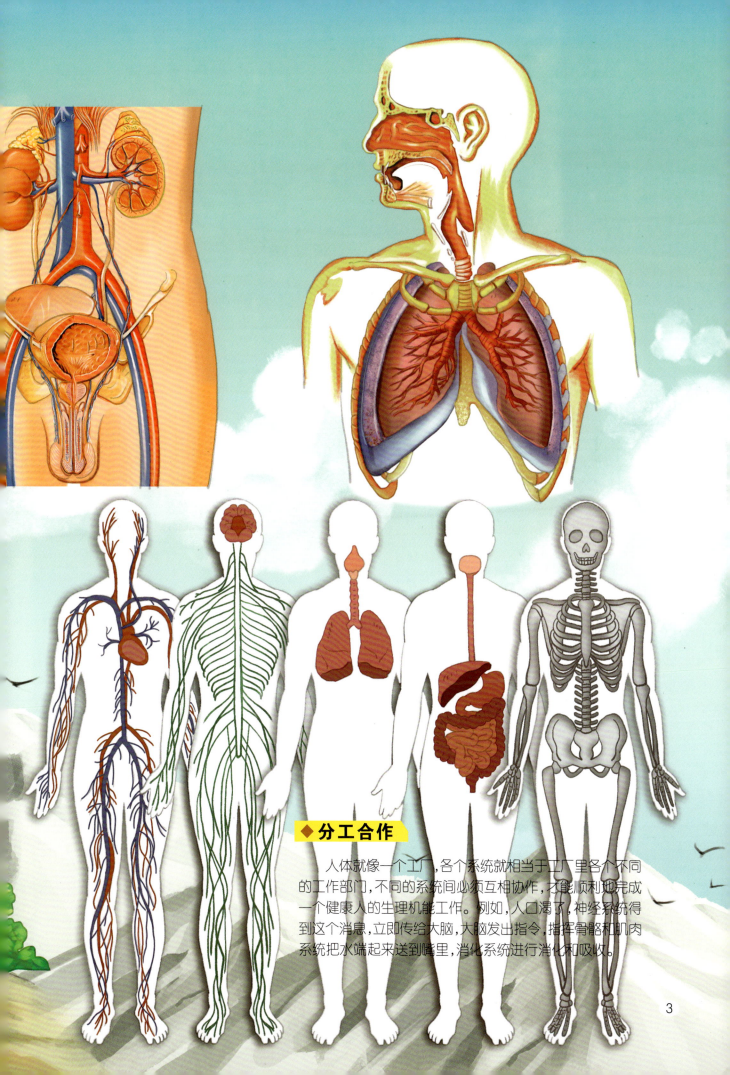

◆分工合作

　　人体就像一个工厂，各个系统就相当于工厂里各个不同的工作部门，不同的系统间必须互相协作，才能顺利地完成一个健康人的生理机能工作。例如，人口渴了，神经系统得到这个消息，立即传给大脑，大脑发出指令，指挥骨骼和肌肉系统把水端起来送到嘴里，消化系统进行消化和吸收。

3

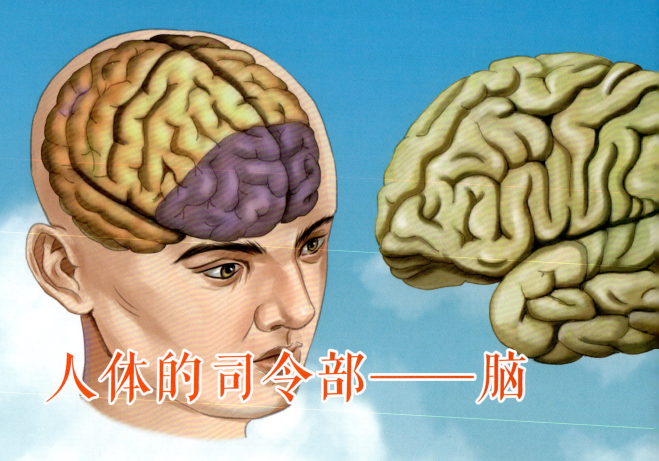

人体的司令部——脑

脑是人体最重要的器官,位于头部的最上面。可分为大脑、间脑、小脑和脑干等部分。它们有严格的分工,分管人体的各种感觉和运动。

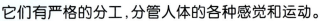
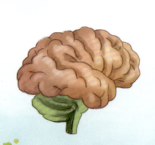
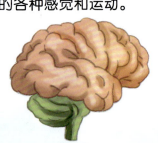
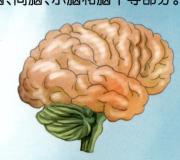

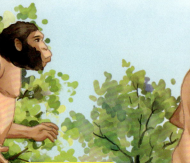

◆ 脑进化

随着动物的进化,其行为越来越依赖于脑的皮层,脑皮层最高级器官的机能组织随着进化又变得越来越分化。直到发达的灵长目动物猿猴,大脑皮层及其明显的分层次组织成为脑的主要特征。人由于劳动和语言交往,使脑在质和量上都有很大的发展。

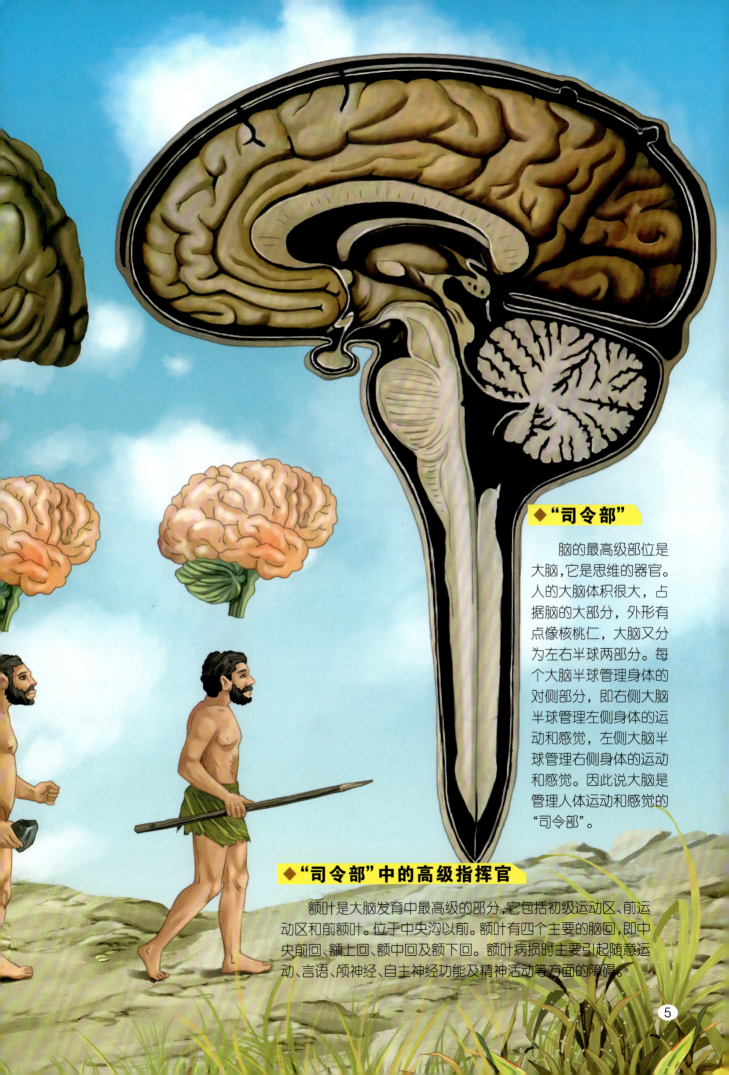

◆ "司令部"

　　脑的最高级部位是
大脑,它是思维的器官。
人的大脑体积很大,占
据脑的大部分,外形有
点像核桃仁,大脑又分
为左右半球两部分。每
个大脑半球管理身体的
对侧部分,即右侧大脑
半球管理左侧身体的运
动和感觉,左侧大脑半
球管理右侧身体的运动
和感觉。因此说大脑是
管理人体运动和感觉的
"司令部"。

◆ "司令部"中的高级指挥官

　　额叶是大脑发育中最高级的部分,它包括初级运动区、前运
动区和前额叶。位于中央沟以前。额叶有四个主要的脑回,即中
央前回、额上回、额中回及额下回。额叶病损时主要引起随意运
动、言语、颅神经、自主神经功能及精神活动等方面的障碍。

大脑喜欢"吃"什么

　　大脑为神经系统最高级部分,是思维的器官,主导机体内一切活动过程,并调节机体与周围环境的平衡,所以大脑皮层是高级神经活动的物质基础。我们的大脑有许多个脑细胞,它们每天都有大量工作需要进行。忙碌的脑细胞是如何获得能量的呢?现在就让我们来看看大脑的"食谱"。

◆ 最爱"吃糖"

　　在供应能量的三大类食物,即蛋白质、脂肪和糖类中,大脑最钟情于糖。只有糖才能顺利进入大脑,被大脑利用。作为能量来源,人的大脑平均每天需要116克—145克葡萄糖。在从事脑力劳动时,葡萄糖量的消耗更大。

◆ 蛋白质来打基础

　　蛋白质是生命的物质基础,尤其对思考和记忆有举足轻重的作用,脑力劳动者应补充动物蛋白质。适当多吃些鱼、肉、蛋、乳类、动物内脏和豆制品。在蛋白质类中,大脑最喜欢"吃"蛋白质中的谷胱甘肽,因为它能抑制脑细胞的"生锈和老化"。

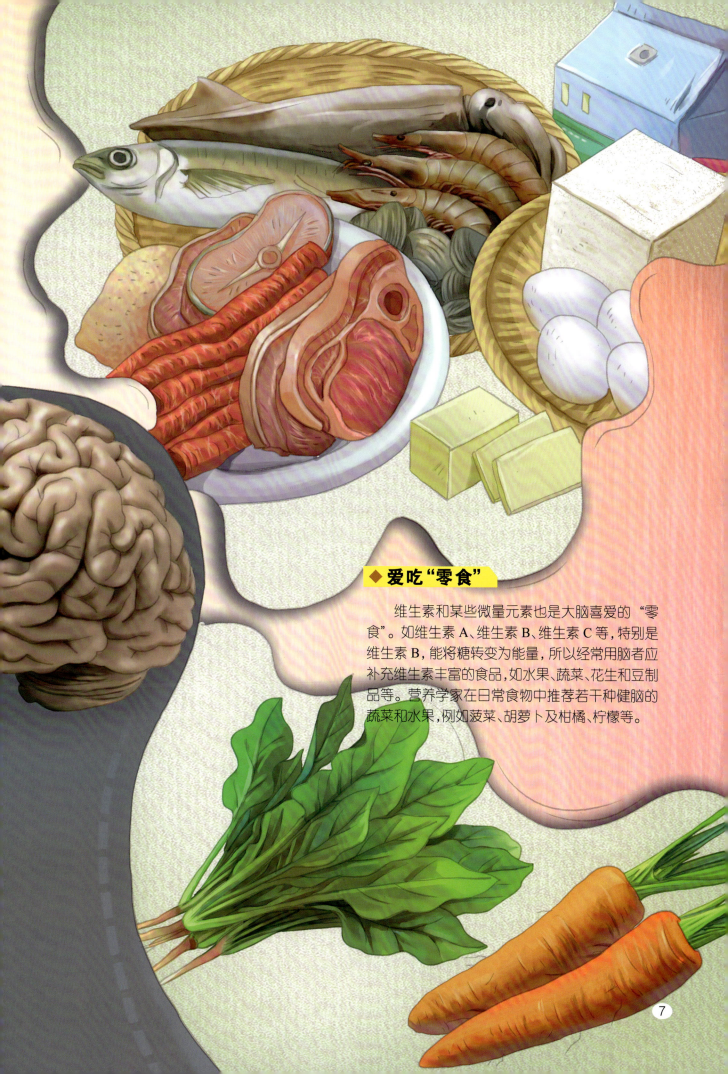

◆ 爱吃"零食"

　　维生素和某些微量元素也是大脑喜爱的"零食"。如维生素 A、维生素 B、维生素 C 等，特别是维生素 B，能将糖转变为能量，所以经常用脑者应补充维生素丰富的食品，如水果、蔬菜、花生和豆制品等。营养学家在日常食物中推荐若干种健脑的蔬菜和水果，例如菠菜、胡萝卜及柑橘、柠檬等。

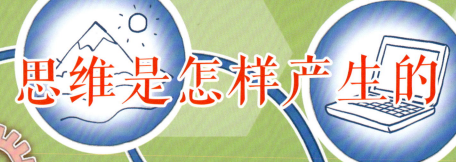

思维是怎样产生的

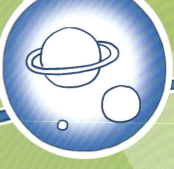

思维是什么？思维最初是人脑借助于语言对客观事物的概括和间接的反映过程。思维以感知为基础又超越感知的界限。它探索与发现事物的内部本质联系和规律性，是认识过程的高级阶段。

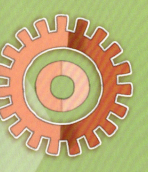

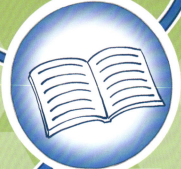

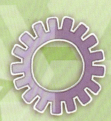

◆ 思维产生过程

人产生思维的过程，就是在遇到外界刺激时，在这些原始材料中选择和使用适当的学习定式来对外界作出反映的过程。思维并不是作为一种先天能力，而是自发地发展起来的，它是一个漫长学习的结果。

◆ 思维的"原始材料"

心理学家把人类自幼不断进步的学习过程称之为"学习定式"（即反射模式），婴幼儿学会了这种有组织的习惯定式，就能有效地解决这种特殊类型的每一个新问题。大量不同的学习定式就组成人类进行思维的原始材料。

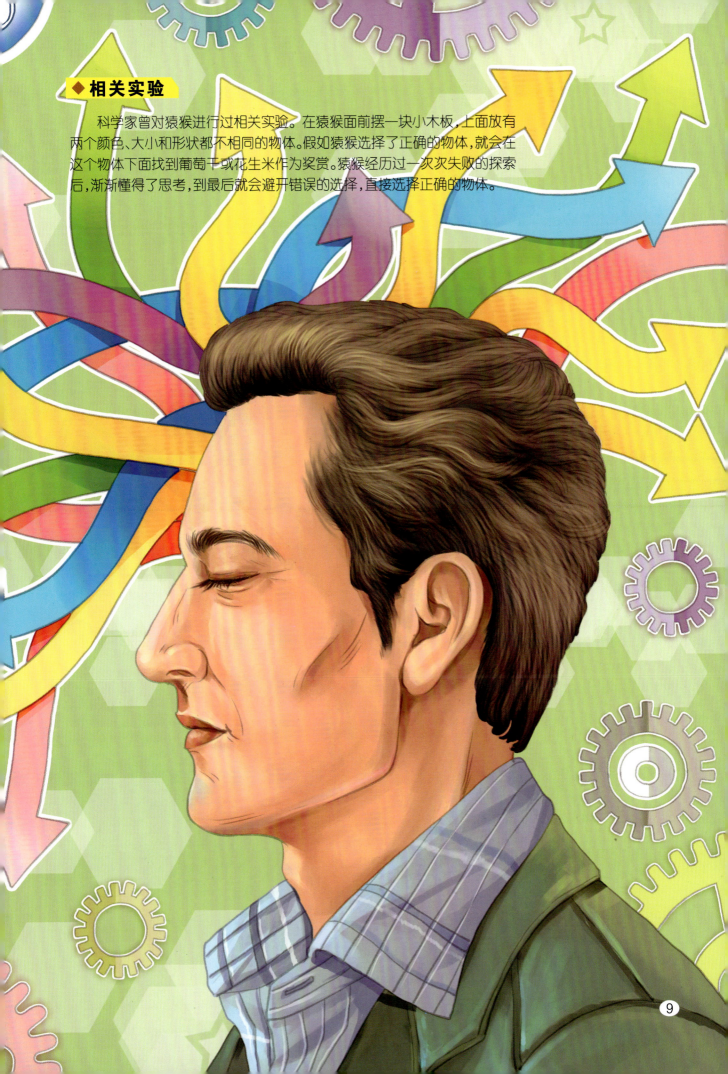

◆ **相关实验**

　　科学家曾对猿猴进行过相关实验。在猿猴面前摆一块小木板,上面放有两个颜色、大小和形状都不相同的物体。假如猿猴选择了正确的物体,就会在这个物体下面找到葡萄干或花生米作为奖赏。猿猴经历过一次次失败的探索后,渐渐懂得了思考,到最后就会避开错误的选择,直接选择正确的物体。

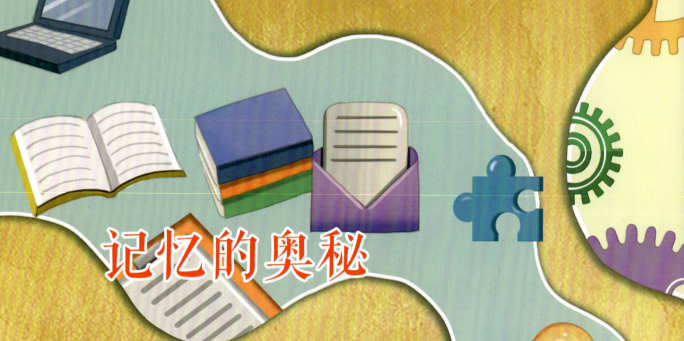

记忆的奥秘

记忆，简单地说就是记录和回忆。古希腊哲学家柏拉图把这一现象叫作"火在蜡上烧成的景象"。

◆ 五种记忆类型

1.情境记忆。其实就是我们的经历，像是我们经历过某些事情的整个经过、个人的经历等。

2.语义记忆。例如学生在课堂上学到的类似于定理、定律等各种知识的记忆。

3.工作记忆。这种记忆通常比较短。

4.内隐记忆。是人在无意识状态下，往往不觉得记住了什么，但又有些东西留在脑子里的印象过程。

5.知觉重复记忆。打个比方说，我们在和别人说话的时候，旁边经过一个人，但并没有引起我们的注意，只是模模糊糊感觉到有人走过。过了一会儿，又有人走过，就会唤醒我们之前的记忆。

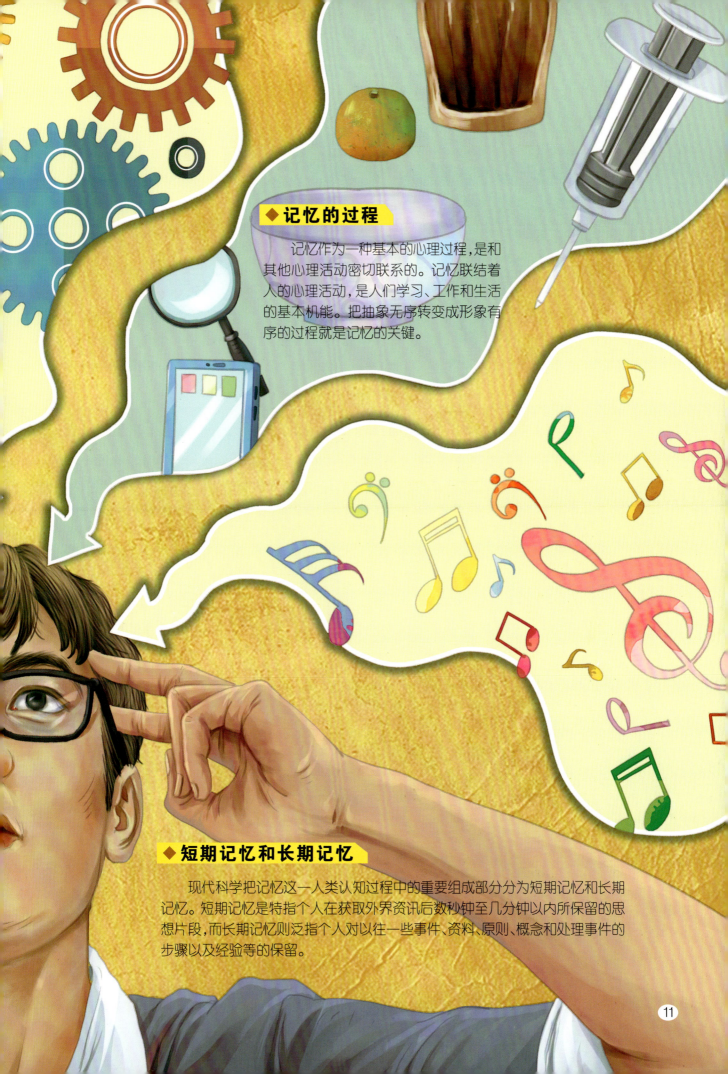

◆ 记忆的过程

　　记忆作为一种基本的心理过程,是和其他心理活动密切联系的。记忆联结着人的心理活动,是人们学习、工作和生活的基本机能。把抽象无序转变成形象有序的过程就是记忆的关键。

◆ 短期记忆和长期记忆

　　现代科学把记忆这一人类认知过程中的重要组成部分分为短期记忆和长期记忆。短期记忆是特指个人在获取外界资讯后数秒钟至几分钟以内所保留的思想片段,而长期记忆则泛指个人对以往一些事件、资料、原则、概念和处理事件的步骤以及经验等的保留。

人体内神经网络有多大

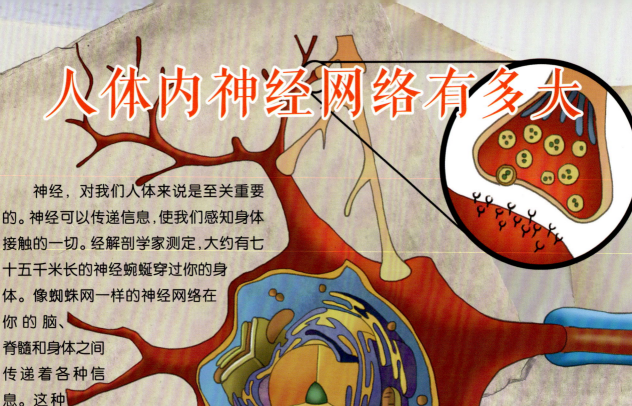

神经，对我们人体来说是至关重要的。神经可以传递信息，使我们感知身体接触的一切。经解剖学家测定，大约有七十五千米长的神经蜿蜒穿过你的身体。像蜘蛛网一样的神经网络在你的脑、脊髓和身体之间传递着各种信息。这种信息以微小电信号的形式存在着。

◆ 大脑是怎样传递信息的？

人的各种感觉器官眼、舌、鼻、耳、皮肤等，在感觉到外界的信息之后，把这些信息通过神经系统传递到大脑，再由大脑经过分析判断，把下达行动命令的信息传递给神经系统。神经系统有脊椎神经、肋间神经、桡神经、臂神经丛、胫骨神经、腓骨神经等，这些神经接到信息指令之后，就去完成所要求的动作。

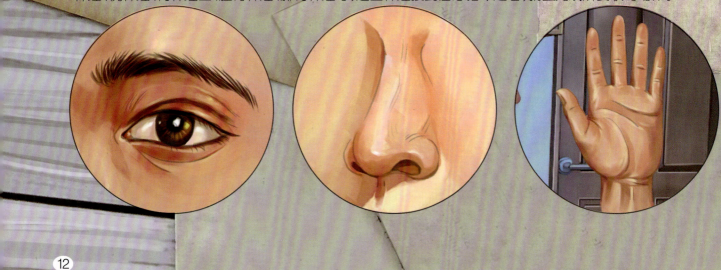

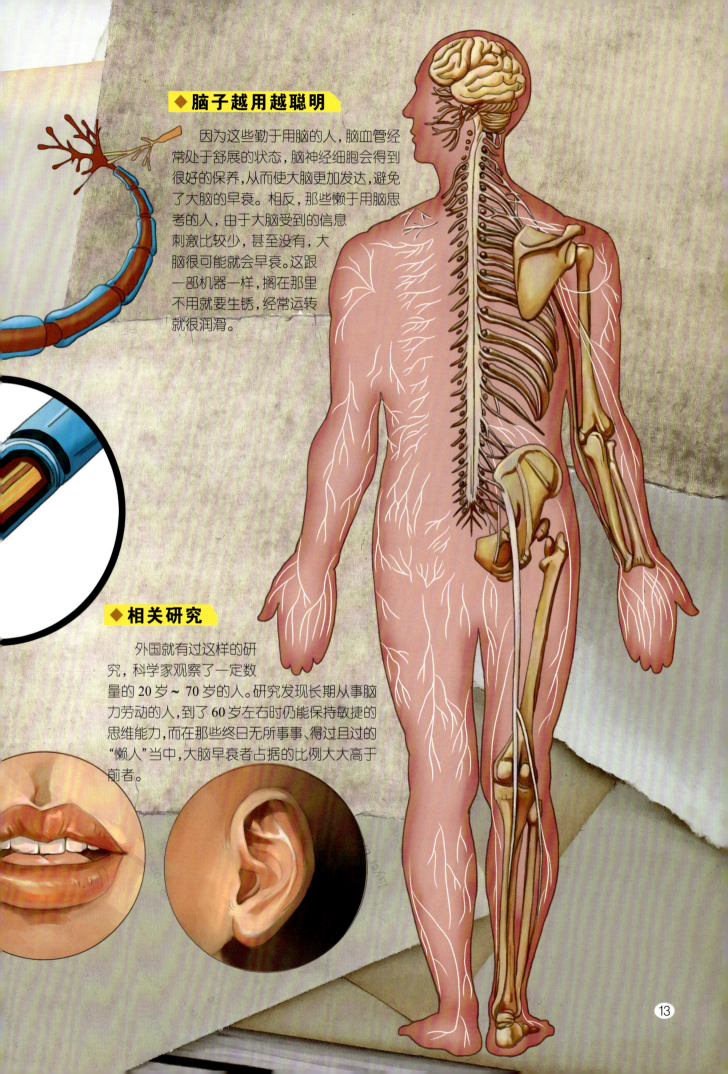

◆ **脑子越用越聪明**

　　因为这些勤于用脑的人，脑血管经常处于舒展的状态，脑神经细胞会得到很好的保养，从而使大脑更加发达，避免了大脑的早衰。相反，那些懒于用脑思考的人，由于大脑受到的信息刺激比较少，甚至没有，大脑很可能就会早衰。这跟一部机器一样，搁在那里不用就要生锈，经常运转就很润滑。

◆ **相关研究**

　　外国就有过这样的研究，科学家观察了一定数量的 20 岁～ 70 岁的人。研究发现长期从事脑力劳动的人，到了 60 岁左右时仍能保持敏捷的思维能力，而在那些终日无所事事、得过且过的"懒人"当中，大脑早衰者占据的比例大大高于前者。

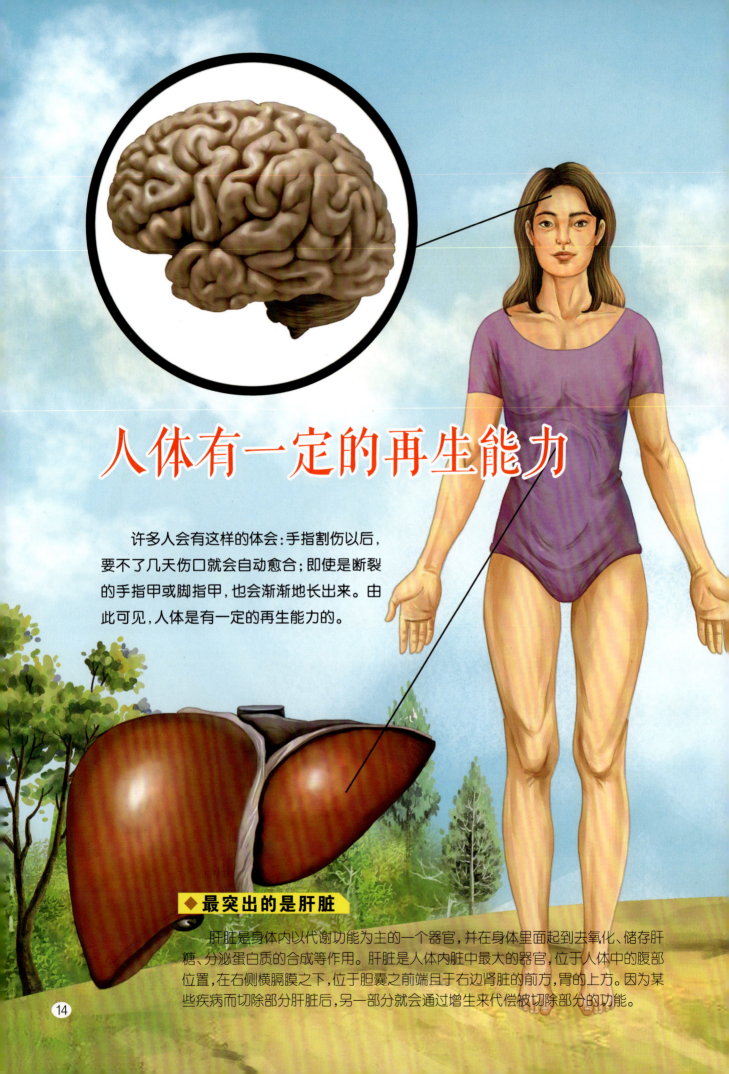

人体有一定的再生能力

许多人会有这样的体会:手指割伤以后,要不了几天伤口就会自动愈合;即使是断裂的手指甲或脚指甲,也会渐渐地长出来。由此可见,人体是有一定的再生能力的。

◆ 最突出的是肝脏

肝脏是身体内以代谢功能为主的一个器官,并在身体里面起到去氧化、储存肝糖、分泌蛋白质的合成等作用。肝脏是人体内脏中最大的器官,位于人体中的腹部位置,在右侧横膈膜之下,位于胆囊之前端且于右边肾脏的前方,胃的上方。因为某些疾病而切除部分肝脏后,另一部分就会通过增生来代偿被切除部分的功能。

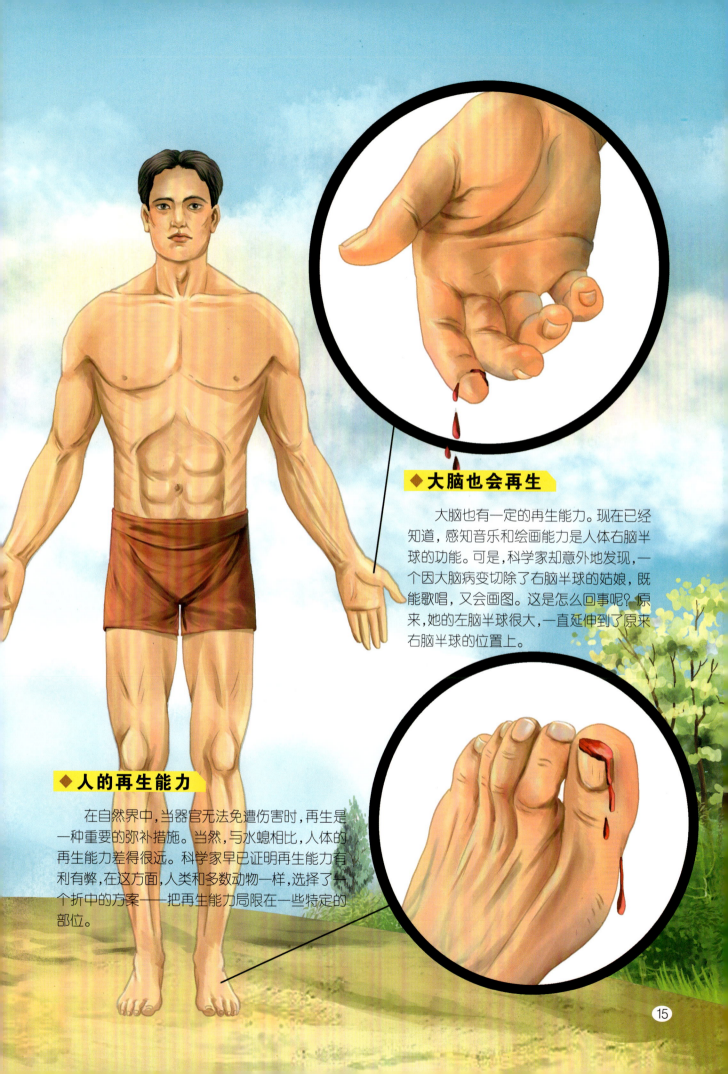

◆ 大脑也会再生

　　大脑也有一定的再生能力。现在已经知道，感知音乐和绘画能力是人体右脑半球的功能。可是，科学家却意外地发现，一个因大脑病变切除了右脑半球的姑娘，既能歌唱，又会画图。这是怎么回事呢？原来，她的左脑半球很大，一直延伸到了原来右脑半球的位置上。

◆ 人的再生能力

　　在自然界中，当器官无法免遭伤害时，再生是一种重要的弥补措施。当然，与水螅相比，人体的再生能力差得很远。科学家早已证明再生能力有利有弊，在这方面，人类和多数动物一样，选择了一个折中的方案——把再生能力局限在一些特定的部位。

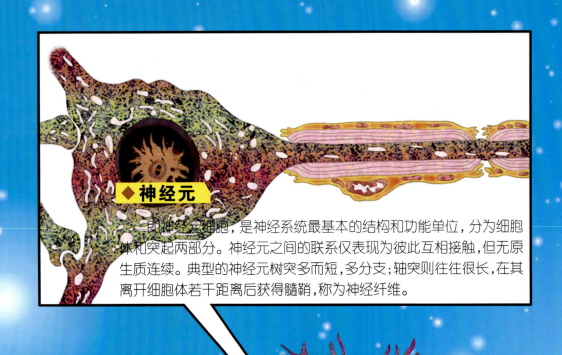

◆ 神经元

　　即神经元细胞，是神经系统最基本的结构和功能单位，分为细胞体和突起两部分。神经元之间的联系仅表现为彼此互相接触，但无原生质连续。典型的神经元树突多而短，多分支；轴突则往往很长，在其离开细胞体若干距离后获得髓鞘，称为神经纤维。

人体内最长的细胞有多长

　　构成机体组织的细胞一般都很小，只有在显微镜下才能看清它们的面貌，但是也有很长的，例如有些专管运动功能的神经元。充当大脑和肌肉之间长距离联系的神经元有着其特定的结构，它具有很长的突起，是人体内最长的细胞。它们的突起末端可伸到很远的地方，有的可达1米以上。

神经元按照突起的多少可分为:

1.假单极神经元:胞体近似圆形,发出一个突起,在离胞体不远处分成两支,一支树突分布到皮肤、肌肉或内脏等,另一支轴突进入脊髓或脑。

2.双极神经元:胞体近似梭形,有一个树突和一个轴突,分布在视网膜和前庭神经节。

3.多极神经元:胞体呈多边形,有许多树突和一个轴突,分布最广,脑和脊髓灰质的神经元一般是这类。

◆ **神经元的三类作用**

1.感觉神经元:主要作用是接受来自身体内外部的刺激,并且负责将神经冲动传递到中枢神经。

2.运动神经元:又称为运动传出神经元,主要是将神经冲动由神经胞体,经过轴突传递至末梢,和肌肉以及其他的腺体相连接,使肌肉产生运动收缩、腺体分泌一些内分泌激素。

3.联络神经元:又被称为中间神经元,能够接受其他神经元的冲动,并把它传递到另一个神经元。

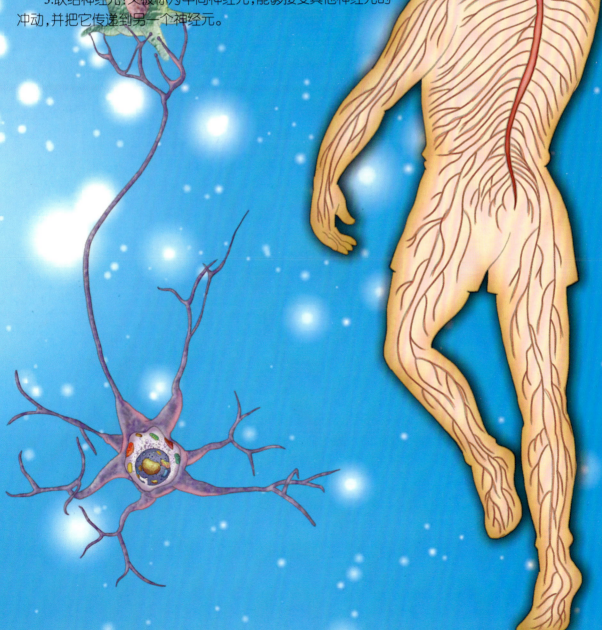

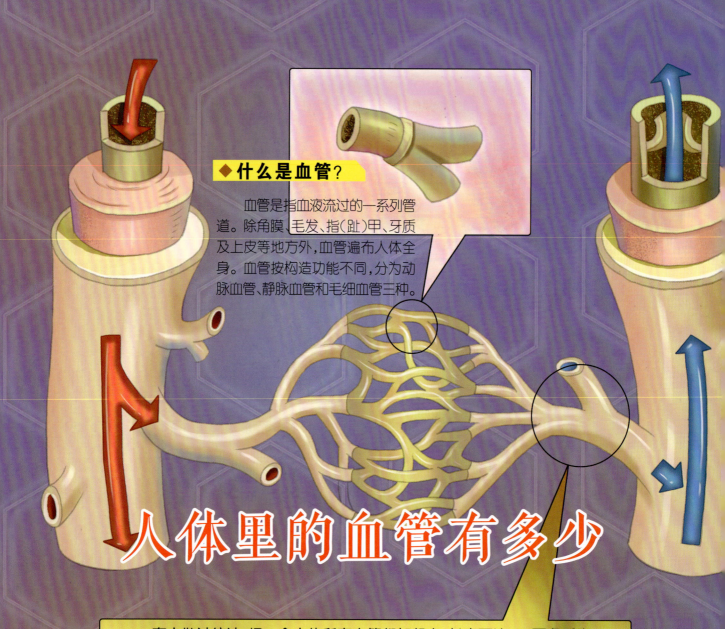

◆ 什么是血管?

血管是指血液流过的一系列管道。除角膜、毛发、指(趾)甲、牙质及上皮等地方外,血管遍布人体全身。血管按构造功能不同,分为动脉血管、静脉血管和毛细血管三种。

人体里的血管有多少

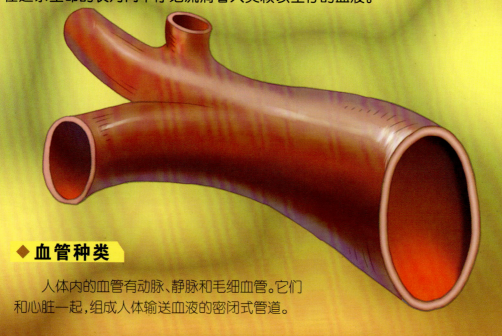

有人做过统计:把一个人的所有血管都加起来,长度可达 9.6 万多千米!在这条生命的长河内不停地流淌着人类赖以生存的血液。

◆ 血管种类

人体内的血管有动脉、静脉和毛细血管。它们和心脏一起,组成人体输送血液的密闭式管道。

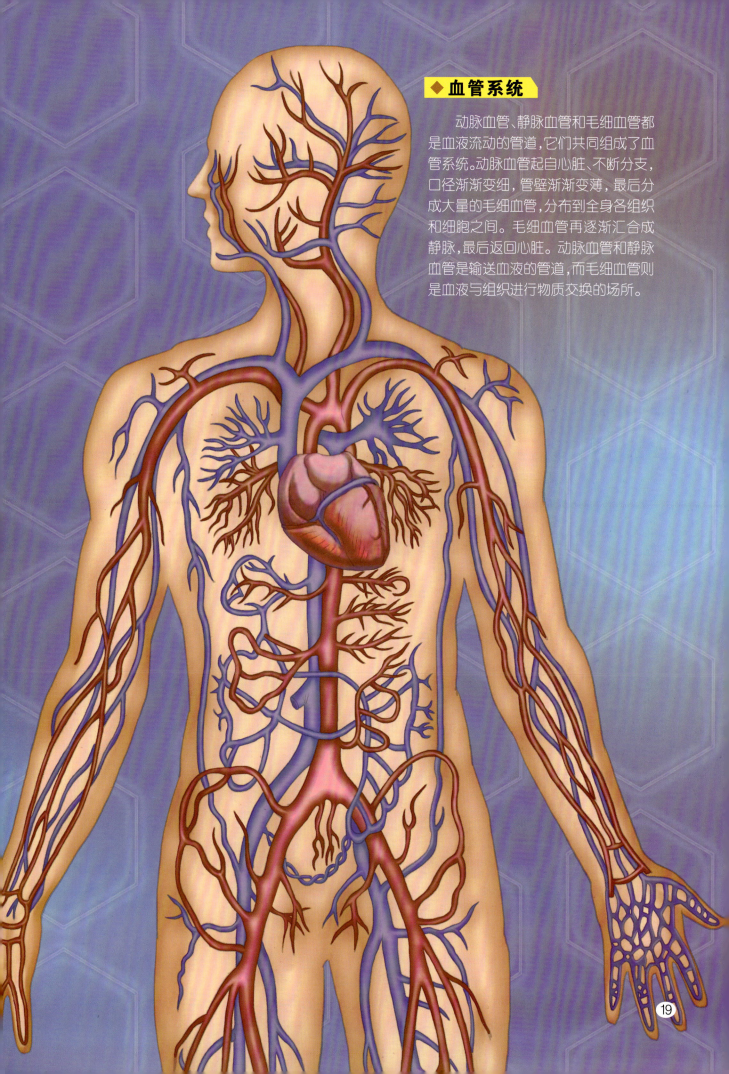

◆ 血管系统

　　动脉血管、静脉血管和毛细血管都是血液流动的管道，它们共同组成了血管系统。动脉血管起自心脏、不断分支，口径渐渐变细，管壁渐渐变薄，最后分成大量的毛细血管，分布到全身各组织和细胞之间。毛细血管再逐渐汇合成静脉，最后返回心脏。动脉血管和静脉血管是输送血液的管道，而毛细血管则是血液与组织进行物质交换的场所。

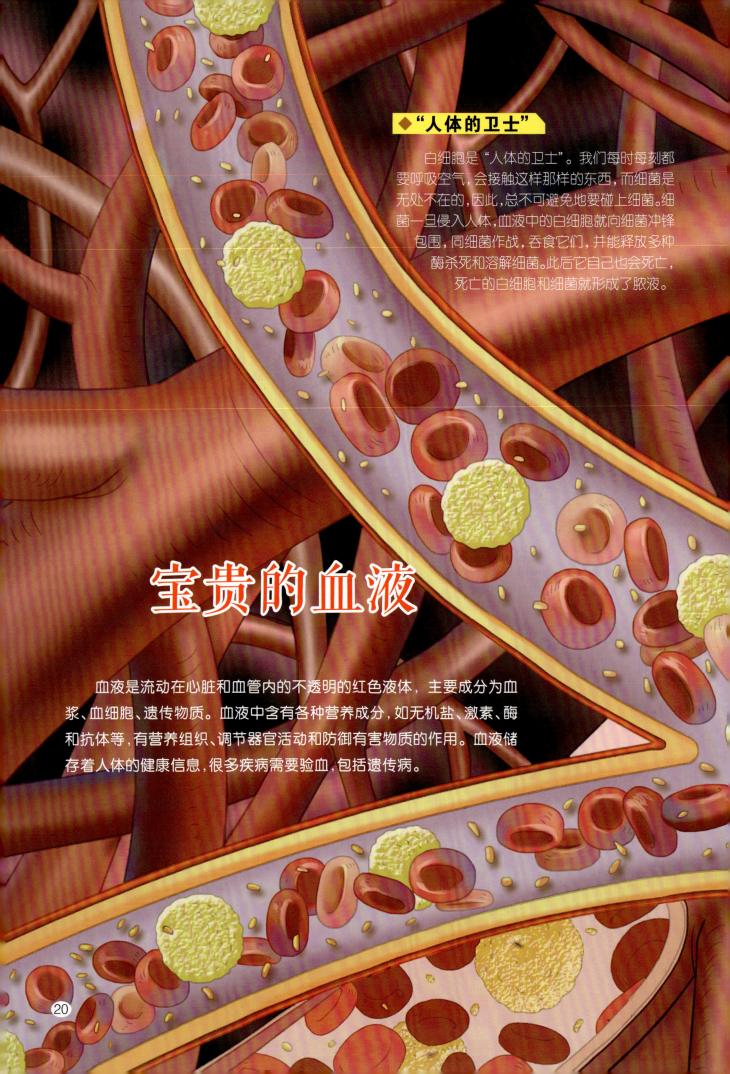

◆ "人体的卫士"

白细胞是"人体的卫士"。我们每时每刻都要呼吸空气，会接触这样那样的东西，而细菌是无处不在的，因此，总不可避免地要碰上细菌。细菌一旦侵入人体，血液中的白细胞就向细菌冲锋包围，同细菌作战，吞食它们，并能释放多种酶杀死和溶解细菌。此后它自己也会死亡，死亡的白细胞和细菌就形成了脓液。

宝贵的血液

血液是流动在心脏和血管内的不透明的红色液体，主要成分为血浆、血细胞、遗传物质。血液中含有各种营养成分，如无机盐、激素、酶和抗体等，有营养组织、调节器官活动和防御有害物质的作用。血液储存着人体的健康信息，很多疾病需要验血，包括遗传病。

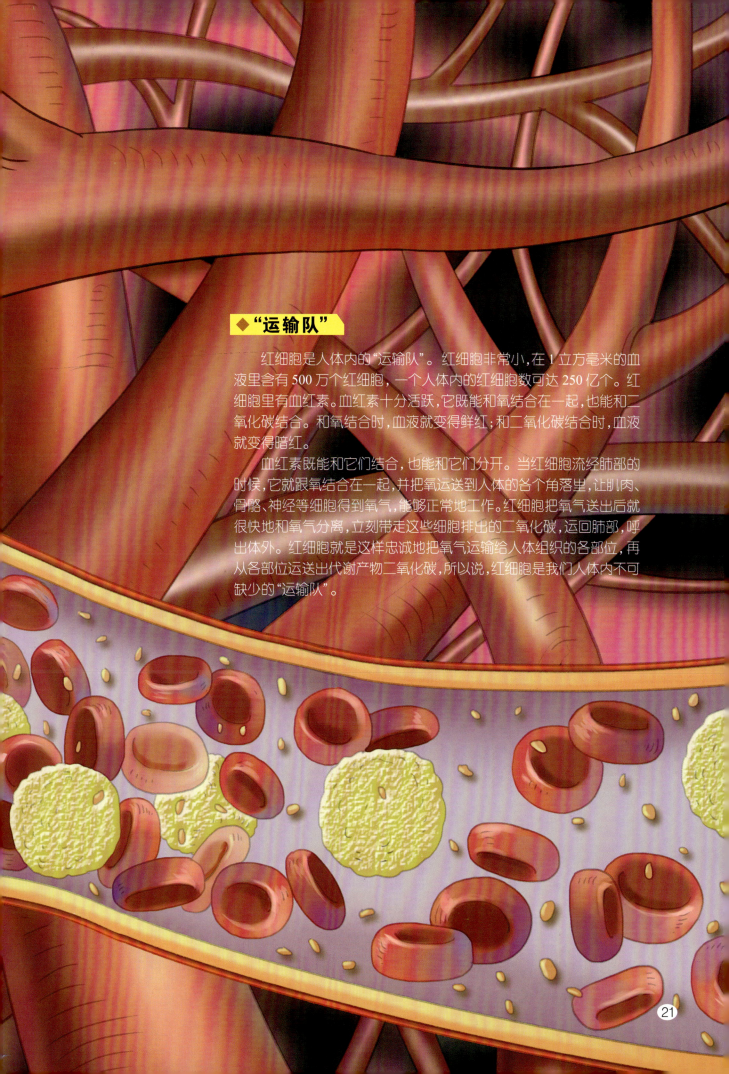

◆ "运输队"

　　红细胞是人体内的"运输队"。红细胞非常小，在 1 立方毫米的血液里含有 500 万个红细胞，一个人体内的红细胞数可达 250 亿个。红细胞里有血红素。血红素十分活跃，它既能和氧结合在一起，也能和二氧化碳结合。和氧结合时，血液就变得鲜红；和二氧化碳结合时，血液就变得暗红。

　　血红素既能和它们结合，也能和它们分开。当红细胞流经肺部的时候，它就跟氧结合在一起，并把氧运送到人体的各个角落里，让肌肉、骨骼、神经等细胞得到氧气，能够正常地工作。红细胞把氧气送出后就很快地和氧气分离，立刻带走这些细胞排出的二氧化碳，运回肺部，呼出体外。红细胞就是这样忠诚地把氧气运输给人体组织的各部位，再从各部位运送出代谢产物二氧化碳，所以说，红细胞是我们人体内不可缺少的"运输队"。

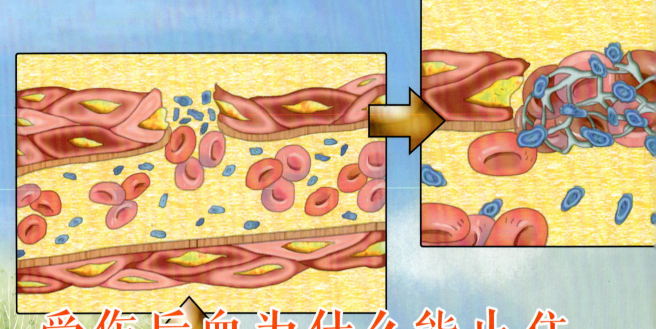

受伤后血为什么能止住

身体受了伤，伤口流一会儿血之后就会凝结成痂，不再流血，这是血液内血小板的功能。

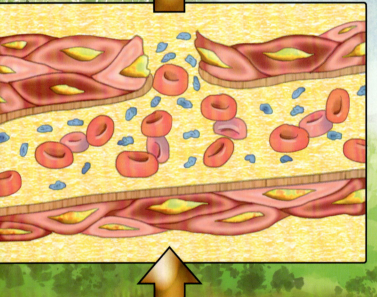

◆ **血小板**

血小板是从骨髓成熟的巨核细胞内解脱落出来的小块胞质。血小板为形状不规则，直径在 1～4 微米或 7～8 微米不等，且个体差异很大（5～12 立方微米）。血小板因能运动和变形，故用一般方法观察时表现为多形态。

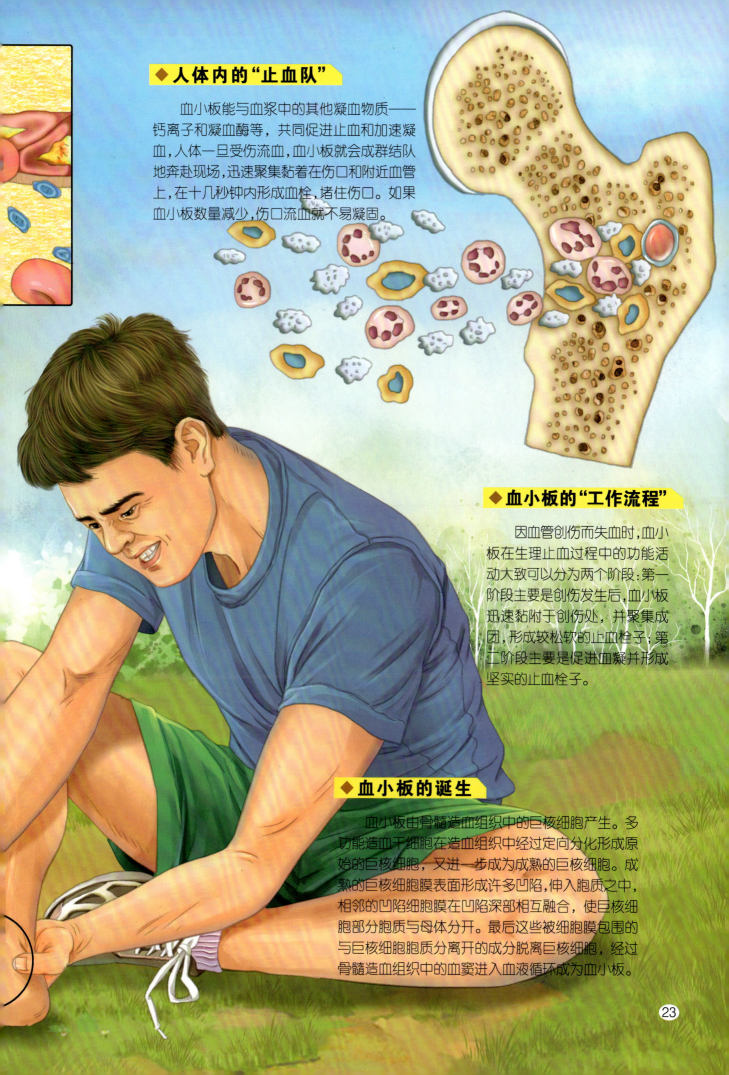

◆ 人体内的"止血队"

血小板能与血浆中的其他凝血物质——钙离子和凝血酶等，共同促进止血和加速凝血，人体一旦受伤流血，血小板就会成群结队地奔赴现场，迅速聚集黏着在伤口和附近血管上，在十几秒钟内形成血栓，堵住伤口。如果血小板数量减少，伤口流血就不易凝固。

◆ 血小板的"工作流程"

因血管创伤而失血时，血小板在生理止血过程中的功能活动大致可以分为两个阶段：第一阶段主要是创伤发生后，血小板迅速黏附于创伤处，并聚集成团，形成较松软的止血栓子；第二阶段主要是促进血凝并形成坚实的止血栓子。

◆ 血小板的诞生

血小板由骨髓造血组织中的巨核细胞产生。多功能造血干细胞在造血组织中经过定向分化形成原始的巨核细胞，又进一步成为成熟的巨核细胞。成熟的巨核细胞膜表面形成许多凹陷，伸入胞质之中，相邻的凹陷细胞膜在凹陷深部相互融合，使巨核细胞部分胞质与母体分开。最后这些被细胞膜包围的与巨核细胞胞质分离开的成分脱离巨核细胞，经过骨髓造血组织中的血窦进入血液循环成为血小板。

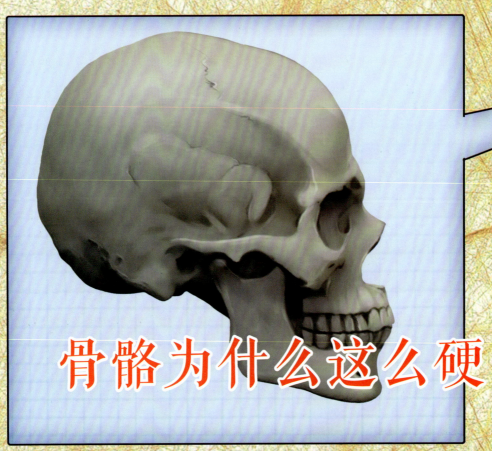

骨骼为什么这么硬

骨骼是人体的"支架"，是由有机物和无机物组成的。有机物主要是蛋白质，宛如钢筋一样，组成网状结构，有层次地紧密排列，使骨骼具有弹性与韧性。无机物主要是钙质和磷质，会紧密地充填在有机物的网状结构中，像钢筋水泥中的水泥一样，使骨骼有了硬度与坚固性。

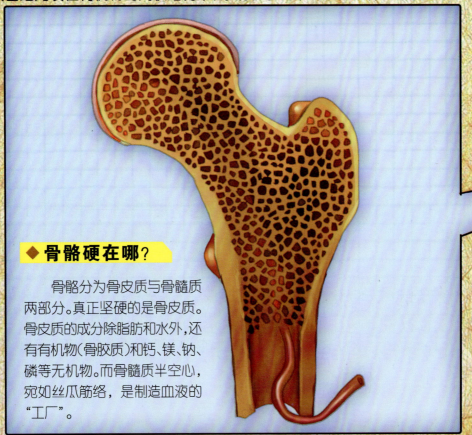

◆ **骨骼硬在哪**？

　　骨骼分为骨皮质与骨髓质两部分。真正坚硬的是骨皮质。骨皮质的成分除脂肪和水外，还有有机物（骨胶质）和钙、镁、钠、磷等无机物。而骨髓质半空心，宛如丝瓜筋络，是制造血液的"工厂"。

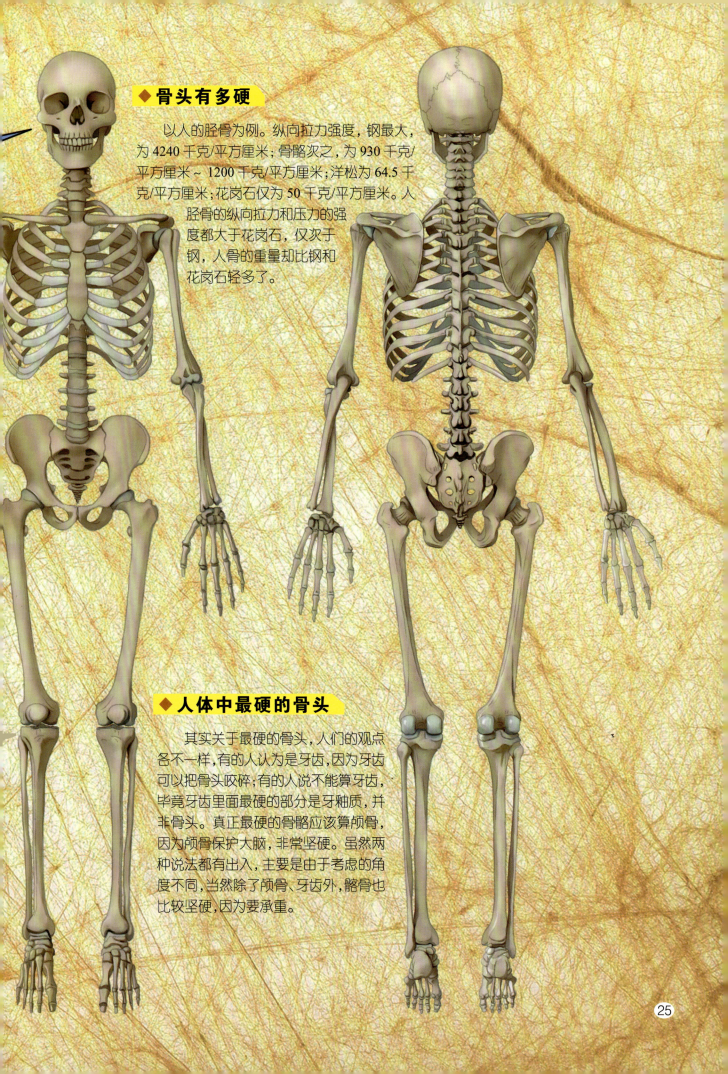

◆ 骨头有多硬

以人的胫骨为例。纵向拉力强度，钢最大，为4240千克/平方厘米；骨骼次之，为930千克/平方厘米～1200千克/平方厘米；洋松为64.5千克/平方厘米；花岗石仅为50千克/平方厘米。人胫骨的纵向拉力和压力的强度都大于花岗石，仅次于钢，人骨的重量却比钢和花岗石轻多了。

◆ 人体中最硬的骨头

其实关于最硬的骨头，人们的观点各不一样，有的人认为是牙齿，因为牙齿可以把骨头咬碎；有的人说不能算牙齿，毕竟牙齿里面最硬的部分是牙釉质，并非骨头。真正最硬的骨骼应该算颅骨，因为颅骨保护大脑，非常坚硬。虽然两种说法都有出入，主要是由于考虑的角度不同，当然除了颅骨、牙齿外，髂骨也比较坚硬，因为要承重。

肌肉有什么功能

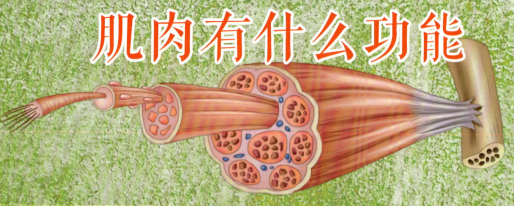

　　除了增加身体的美观度外，肌肉有着三大主要功能：一是支持人体完成各种活动；二是将人体各关节联结在一起，牵引骨骼产生关节运动；三是在人体受到外力撞击时对人体组织起保护作用。

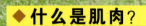
◆什么是肌肉？

　　肌肉，主要由肌肉组织构成。肌细胞的形状细长，呈纤维状，故肌细胞通常称为肌纤维。

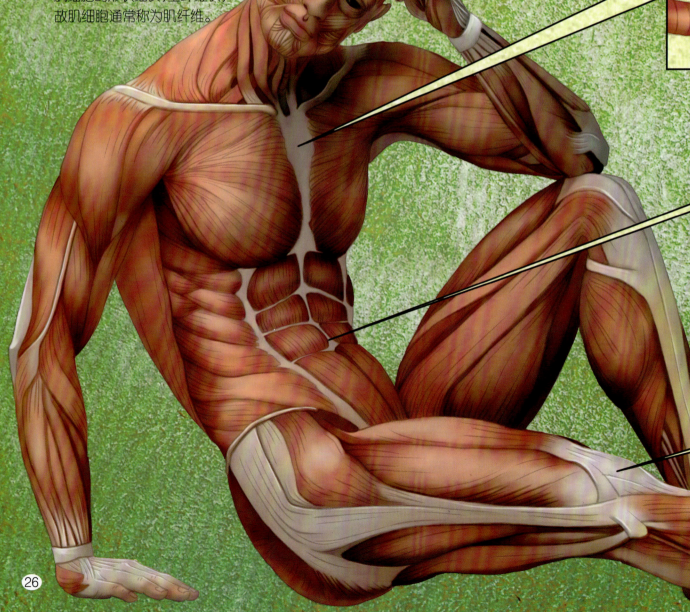

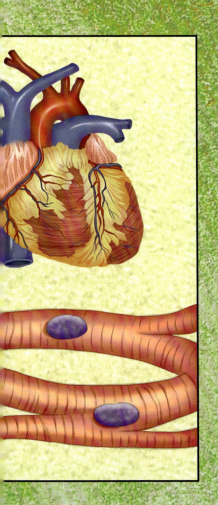

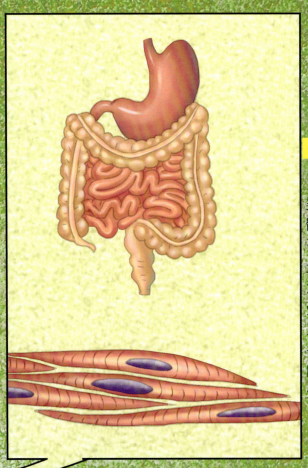

◆ 肌肉的类型

人体肌肉有三种类型：一是附着在骨骼上的骨骼肌，分布于躯干和四肢；二是分布于心脏及其血管近段的心肌，具有不受意识支配的特点；三是分布于血管壁和各内脏器官上的平滑肌，有收缩缓慢和持久的特点。

◆ 肌肉结构

肌肉是由肌腱和肌腹组成的，它对人体至关重要。

肌腹：在结缔组织的结合作用下，集合在一起的骨骼肌纤维形成了肌腹。它位于肌器官的中间，具有收缩功能。

肌腱：又称腱膜，是由致密结缔组织构成的薄板状结构，位于肌腹的两端，有着强大的张力和韧性。

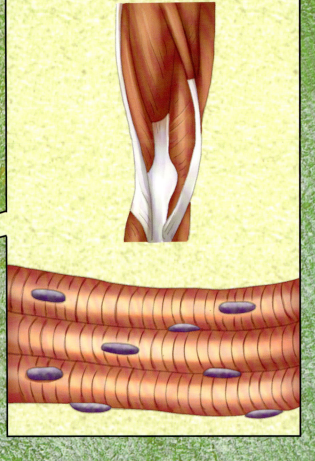

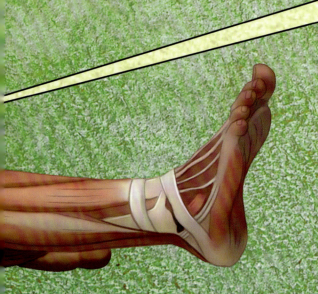

27

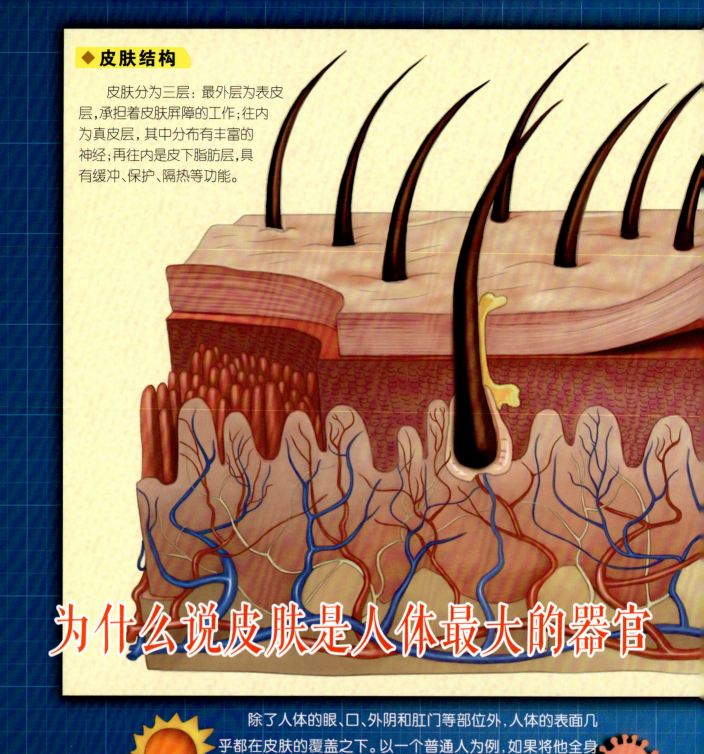

◆ 皮肤结构

皮肤分为三层：最外层为表皮层，承担着皮肤屏障的工作；往内为真皮层，其中分布有丰富的神经；再往内是皮下脂肪层，具有缓冲、保护、隔热等功能。

为什么说皮肤是人体最大的器官

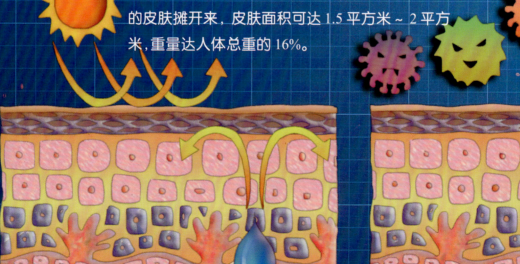

除了人体的眼、口、外阴和肛门等部位外，人体的表面几乎都在皮肤的覆盖之下。以一个普通人为例，如果将他全身的皮肤摊开来，皮肤面积可达 1.5 平方米 ~ 2 平方米，重量达人体总重的 16%。

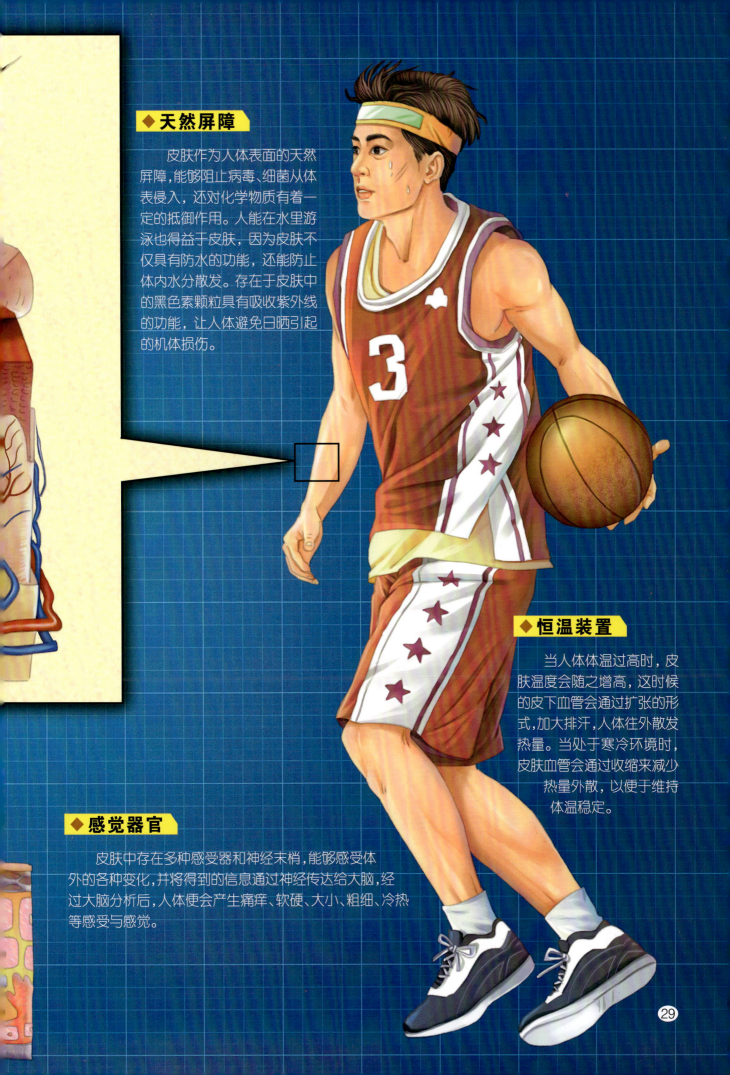

◆ 天然屏障

皮肤作为人体表面的天然屏障,能够阻止病毒、细菌从体表侵入,还对化学物质有着一定的抵御作用。人能在水里游泳也得益于皮肤,因为皮肤不仅具有防水的功能,还能防止体内水分散发。存在于皮肤中的黑色素颗粒具有吸收紫外线的功能,让人体避免日晒引起的机体损伤。

◆ 恒温装置

当人体体温过高时,皮肤温度会随之增高,这时候的皮下血管会通过扩张的形式,加大排汗,人体往外散发热量。当处于寒冷环境时,皮肤血管会通过收缩来减少热量外散,以便于维持体温稳定。

◆ 感觉器官

皮肤中存在多种感受器和神经末梢,能够感受体外的各种变化,并将得到的信息通过神经传达给大脑,经过大脑分析后,人体便会产生痛痒、软硬、大小、粗细、冷热等感受与感觉。

心脏为什么会有节律地搏动

人体内的心脏能够有节律地进行搏动，是因为心脏内有一团名叫"窦房结"的紧密组织。人体正常情况下，窦房结会以每分钟 70 ~ 80 次的频率自动有规律地发出兴奋波，经过心房、心室上的心肌组织传送后，兴奋波传达到整个心脏，心脏便出现了有规律的搏动。

◆ 心脏简介

人类的心脏位于胸腔中部偏左下方，体积约一个拳头大小，重量约 250 克。女性的心脏通常要比男性的心脏体积小且重量轻。人的心脏外形像桃子，位于横膈之上，两肺间偏左。

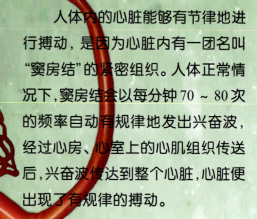

◆ 心脏的作用

心脏能够通过不断的搏动来推动血液循环，将血液送往人体的各个器官和组织，为它们提供氧和物质，并带走代谢产物，以保证各器官和组织的细胞功能正常进行。

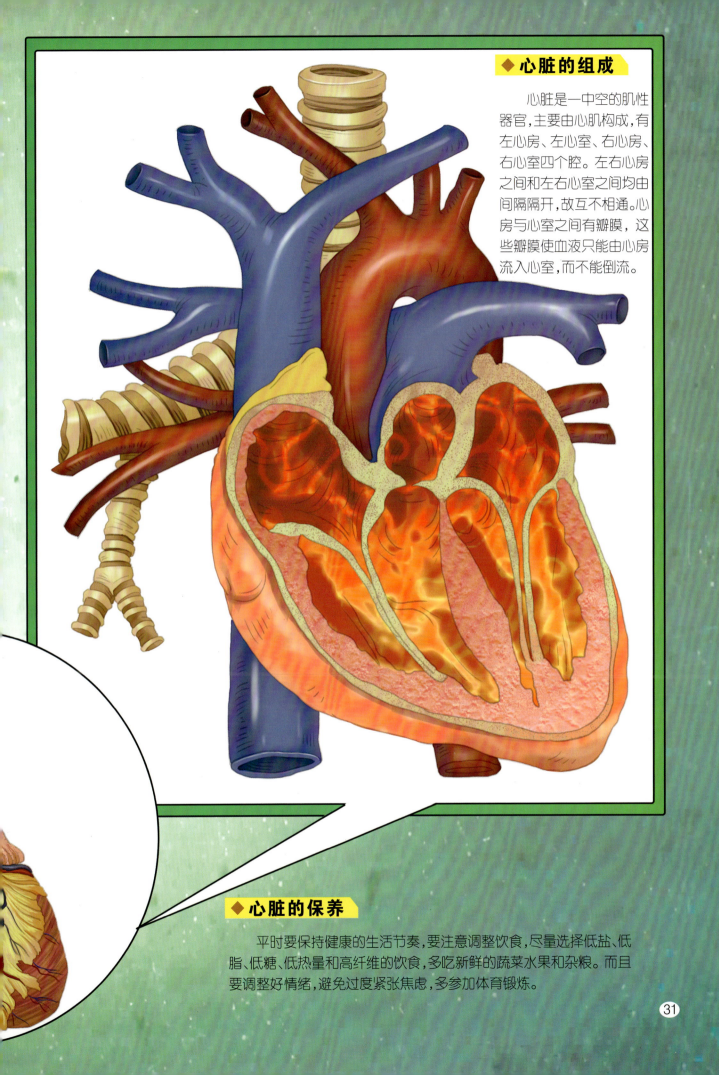

◆ **心脏的组成**

　　心脏是一中空的肌性器官，主要由心肌构成，有左心房、左心室、右心房、右心室四个腔。左右心房之间和左右心室之间均由间隔隔开，故互不相通。心房与心室之间有瓣膜，这些瓣膜使血液只能由心房流入心室，而不能倒流。

◆ **心脏的保养**

　　平时要保持健康的生活节奏，要注意调整饮食，尽量选择低盐、低脂、低糖、低热量和高纤维的饮食，多吃新鲜的蔬菜水果和杂粮。而且要调整好情绪，避免过度紧张焦虑，多参加体育锻炼。

为什么胃不会消化自己

进入胃部的食物会被胃液消化掉，其中就包括肉。那为什么同样是肉的胃不会被胃液消化掉呢？胃能分泌一种黏稠物质，该物质在胃的内表面形成了一层具有弱碱性的黏液膜。它不仅能帮助胃部避免被坚硬食物损伤，还能阻止胃液中的胃酸和胃蛋白酶进行消化和腐蚀工作时伤害胃部。

◆ 胃的位置

胃位于心脏下方，腹腔在上方，上与食道下端相接，连接处称为"贲门"；下通十二指肠球部，称为"幽门"。

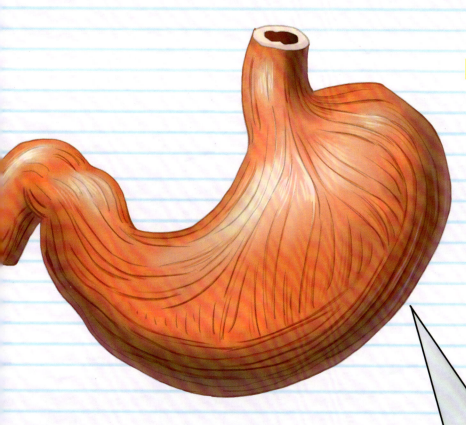

◆ 胃的功能

　　胃是人体消化食物的主要器官之一，当食物进入胃内后，胃部的蠕动会把食物磨碎。接着胃液进一步作用，胃液中的胃酸消灭食物中的细菌，胃液中的胃蛋白酶将食物中的蛋白质氨基酸分解出来，以便于人体吸收。

◆ 什么时候胃液会消化胃壁？

　　由于有着胃黏液膜的保护，正常情况下，胃液是不会消化胃壁的。但是当人大量饮酒、服用特效药或化学药品的时候，胃黏液膜就会遭到破坏，胃壁自然也会受到胃液的腐蚀。

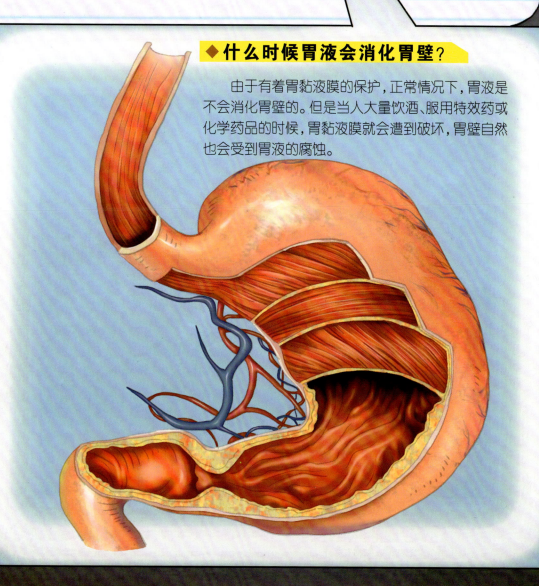

为什么人会出汗

人体通过摄入食物、消化食物的方式得到能量，人体物质的新陈代谢会分解释放能量。积存在体内的过多能量产生大量热量，为了保障人体处于恒温状态，这些热量需要排出体外，而出汗正是人体排热量的主要方式。

◆ 汗的成分

人体汗液中水的占比在 99% 左右，其余部分主要为氯化钠和钙、镁、钾、氮、乳酸、尿素等固体。

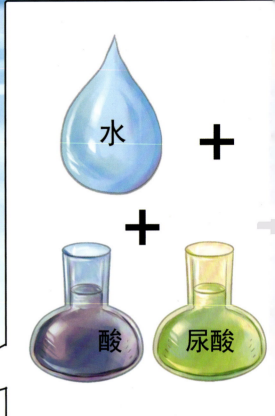

◆ 出汗现象

人体皮肤的真皮中分布着大量汗腺，当天气闷热或人本身心情紧张时，都会出现出汗现象。另体内缺乏微量元素、身体虚弱、肾虚等情况下也会出汗。出汗是人体调节体温、排出多余热量的一种功能，也是人情绪变化或健康异常的一种外在表现。

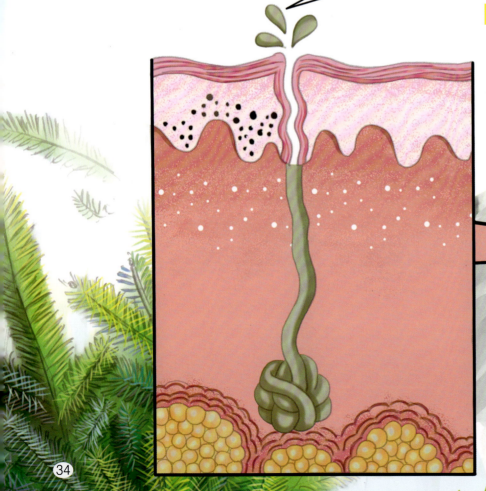

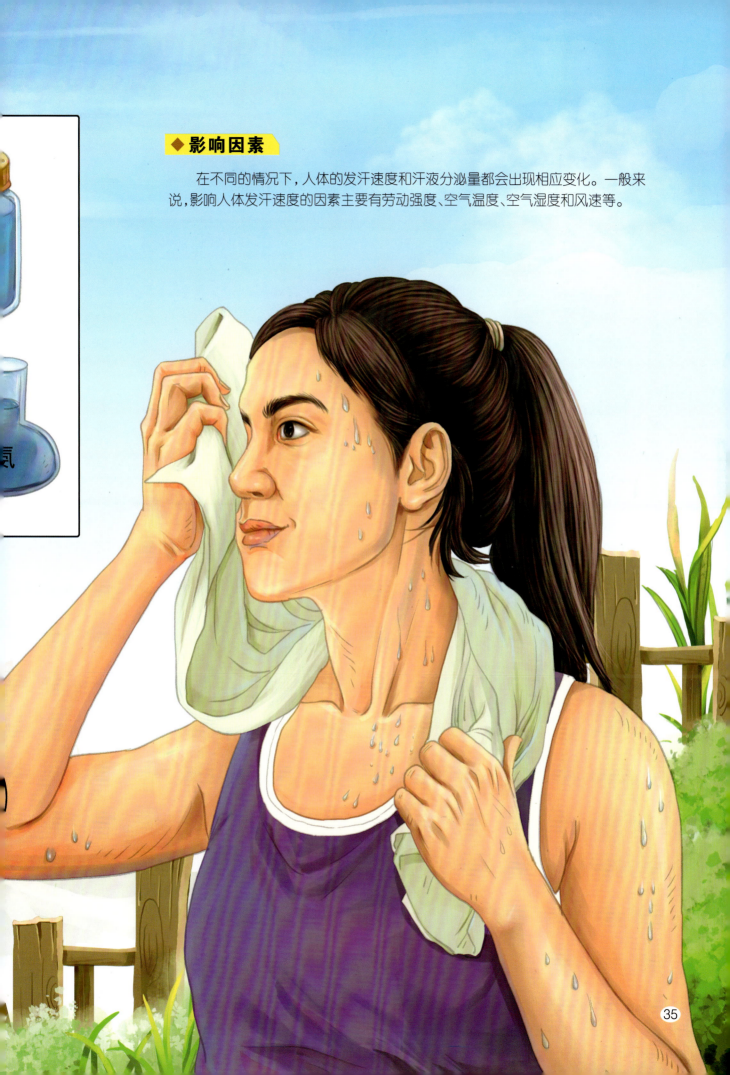

◆ **影响因素**

在不同的情况下，人体的发汗速度和汗液分泌量都会出现相应变化。一般来说，影响人体发汗速度的因素主要有劳动强度、空气温度、空气湿度和风速等。

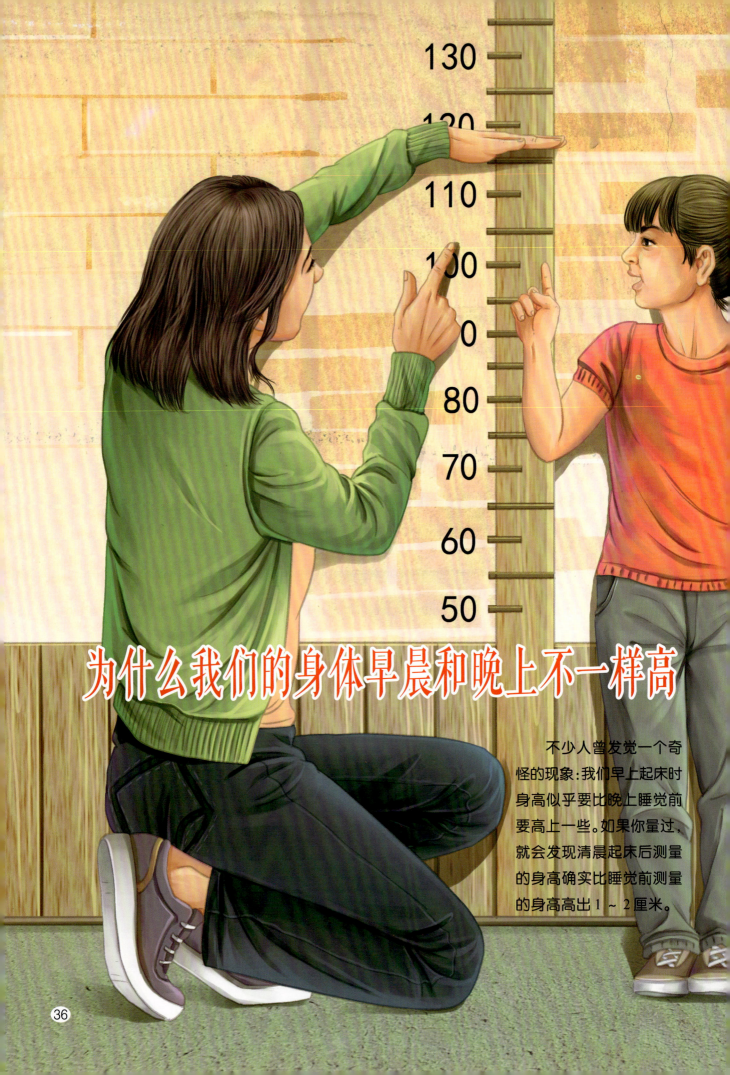

为什么我们的身体早晨和晚上不一样高

不少人曾发觉一个奇怪的现象:我们早上起床时身高似乎要比晚上睡觉前要高上一些。如果你量过,就会发现清晨起床后测量的身高确实比睡觉前测量的身高高出 1～2 厘米。

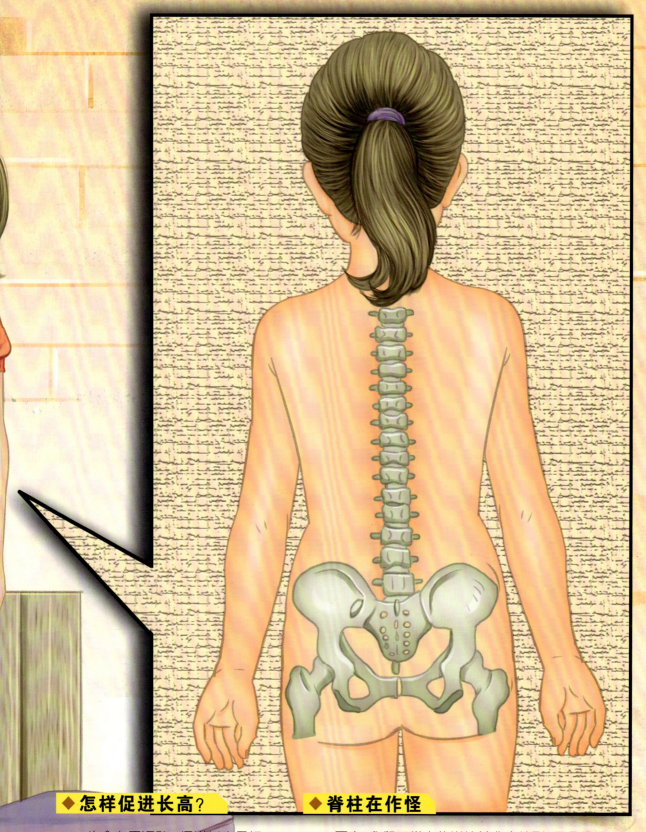

◆ 怎样促进长高？

　　生命在于运动，促进长高最好的办法就是补充营养和适量运动。一时的外界压力并不会成为骨骼生长的阻碍，反而还会促进骨骼生长。如果处于青春期而长期不运动，那么骨骼生长会慢。

◆ 脊柱在作怪

　　原来，我们正常人的脊柱并非直柱形，而是呈现出一个S形。这样的脊柱形态有利于人体在运动时起到减震的作用，并且并非一直不变。脊柱的弯曲度会因外界压力的不同而出现变化。白天，脊柱的弯曲度会在重力和其他外力的影响下加大，所以晚上测量得到的身高值会矮一些；经过一晚上的休息后，脊柱得到一定的舒展，弯曲度较小，所以早上测量到的身高值会高一些。

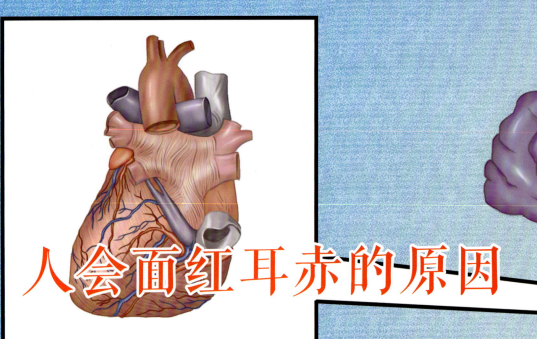

人会面红耳赤的原因

人常常会有面红耳赤的时候。譬如说，遇到陌生人怕难为情的时候；考试碰上个难题想不出来的时候；初次上讲台演讲的时候，和人争辩得激烈的时候……反正，在很多场合我们都会面红耳赤，并且心跳加快。

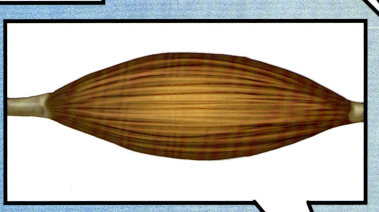

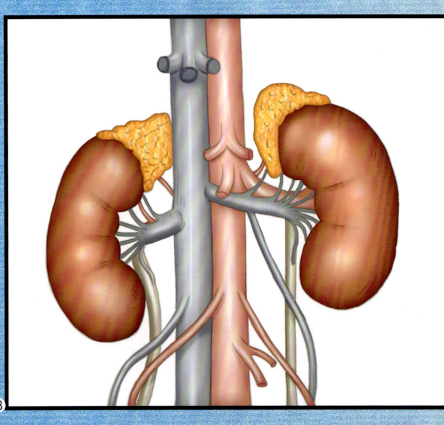

◆ 直接原因

人的面部会出现面红耳赤的现象，是因为皮肤血管扩张，其间还会伴随浑身发热的现象。

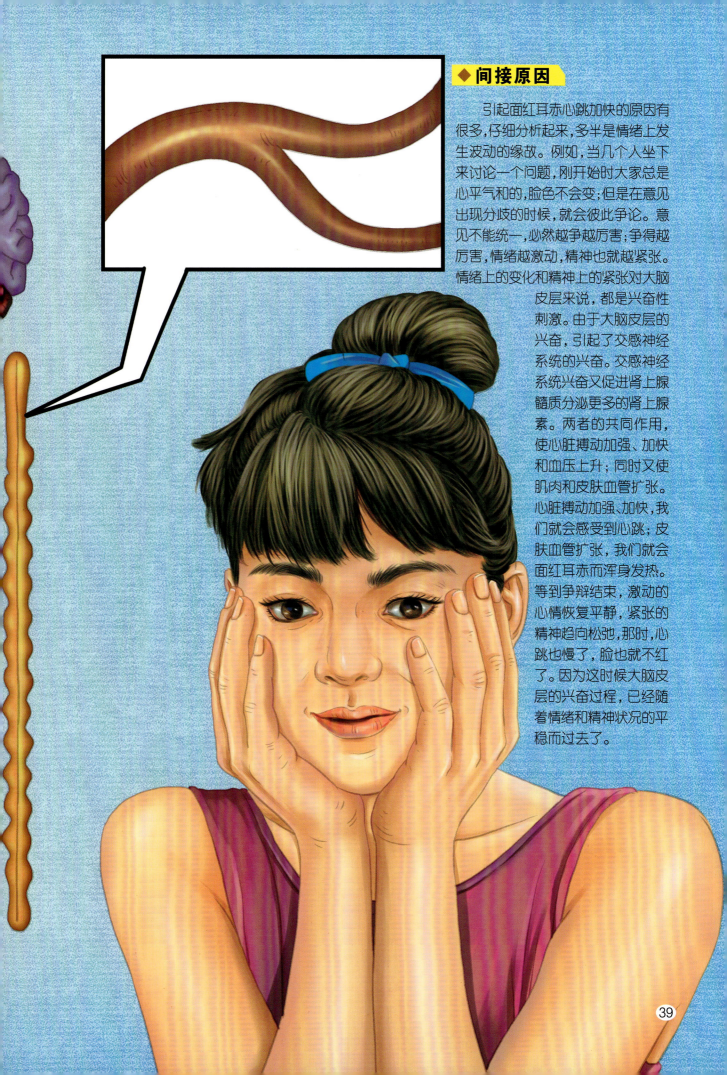

◆ 间接原因

　　引起面红耳赤心跳加快的原因有很多,仔细分析起来,多半是情绪上发生波动的缘故。例如,当几个人坐下来讨论一个问题,刚开始时大家总是心平气和的,脸色不会变;但是在意见出现分歧的时候,就会彼此争论。意见不能统一,必然越争越厉害;争得越厉害,情绪越激动,精神也就越紧张。情绪上的变化和精神上的紧张对大脑皮层来说,都是兴奋性刺激。由于大脑皮层的兴奋,引起了交感神经系统的兴奋。交感神经系统兴奋又促进肾上腺髓质分泌更多的肾上腺素。两者的共同作用,使心脏搏动加强、加快和血压上升;同时又使肌肉和皮肤血管扩张。心脏搏动加强、加快,我们就会感受到心跳;皮肤血管扩张,我们就会面红耳赤而浑身发热。等到争辩结束,激动的心情恢复平静,紧张的精神趋向松弛,那时,心跳也慢了,脸也就不红了。因为这时候大脑皮层的兴奋过程,已经随着情绪和精神状况的平稳而过去了。

舌头是如何辨别味道的

甜

咸

酸

哺乳类舌头的主要功能为味觉，另外还有吸吮、舔食、搅拌食物、帮助吞咽等功能。食肉目动物的舌头上有倒刺状突起，可舐净附于骨骼上的碎肉。食蚁兽和穿山甲的舌可伸出体外很长，并可分泌黏液，能大量黏食蚁类。

苦

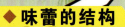

◆ **味蕾的结构**

味蕾是一种椭圆形的结构。它外面有一层盖细胞，里面就是细长的味觉细胞。味觉细胞的末端还有纤毛，叫作味毛。支配味蕾的感觉神经末梢细枝，就包围在味觉细胞上，像根电线一样，负责传递味觉细胞的兴奋到大脑里的味觉中枢。

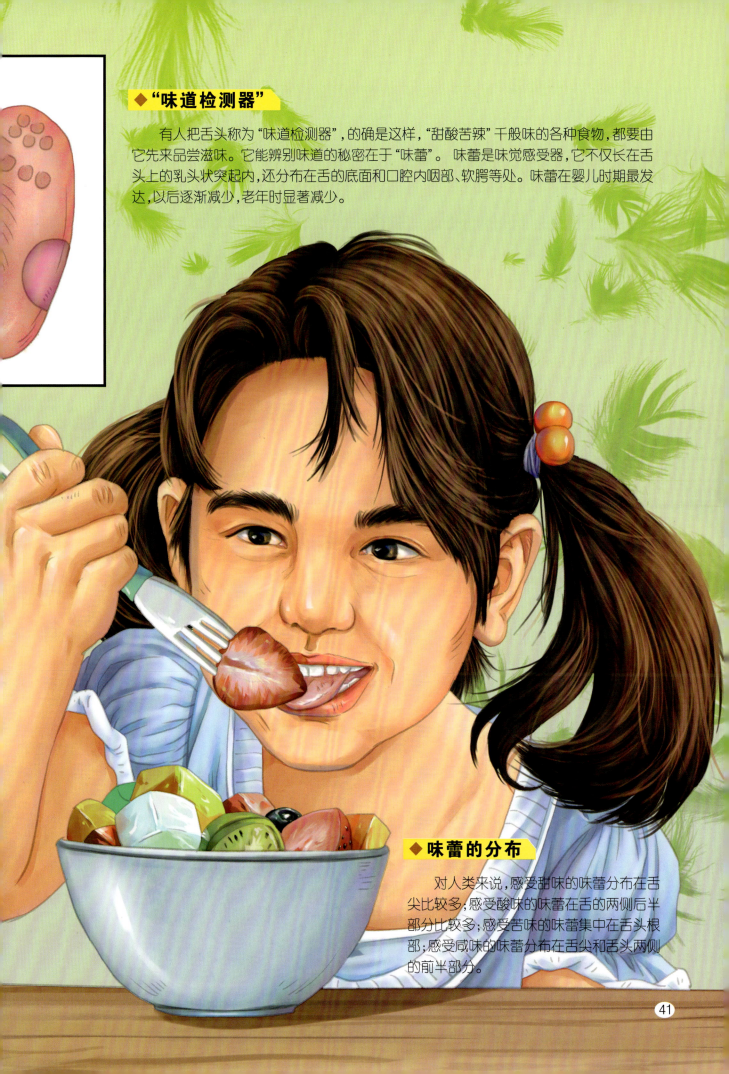

◆ **"味道检测器"**

　　有人把舌头称为"味道检测器"，的确是这样，"甜酸苦辣"千般味的各种食物，都要由它先来品尝滋味。它能辨别味道的秘密在于"味蕾"。 味蕾是味觉感受器，它不仅长在舌头上的乳头状突起内，还分布在舌的底面和口腔内咽部、软腭等处。味蕾在婴儿时期最发达，以后逐渐减少，老年时显著减少。

◆ **味蕾的分布**

　　对人类来说，感受甜味的味蕾分布在舌尖比较多；感受酸味的味蕾在舌的两侧后半部分比较多；感受苦味的味蕾集中在舌头根部；感受咸味的味蕾分布在舌尖和舌头两侧的前半部分。

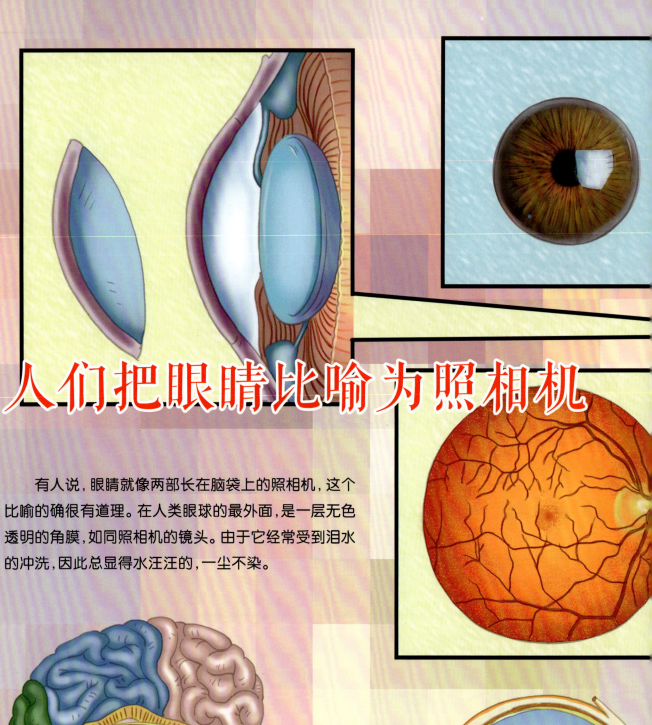

人们把眼睛比喻为照相机

　　有人说，眼睛就像两部长在脑袋上的照相机，这个比喻的确很有道理。在人类眼球的最外面，是一层无色透明的角膜，如同照相机的镜头。由于它经常受到泪水的冲洗，因此总显得水汪汪的，一尘不染。

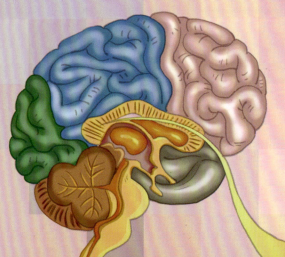

◆ 照相机的镜头——"眼角膜"

　　眼角膜是眼睛前端的一层透明薄膜。如果把眼睛比喻为照相机，眼角膜就是照相机的镜头，眼睑和眼泪都是保护"镜头"的装置。在我们毫无知觉的情况下，眼皮会眨动，在每次眨眼时，就有眼泪在眼角膜的表面蒙上一层薄薄的泪膜来保护"镜头"。

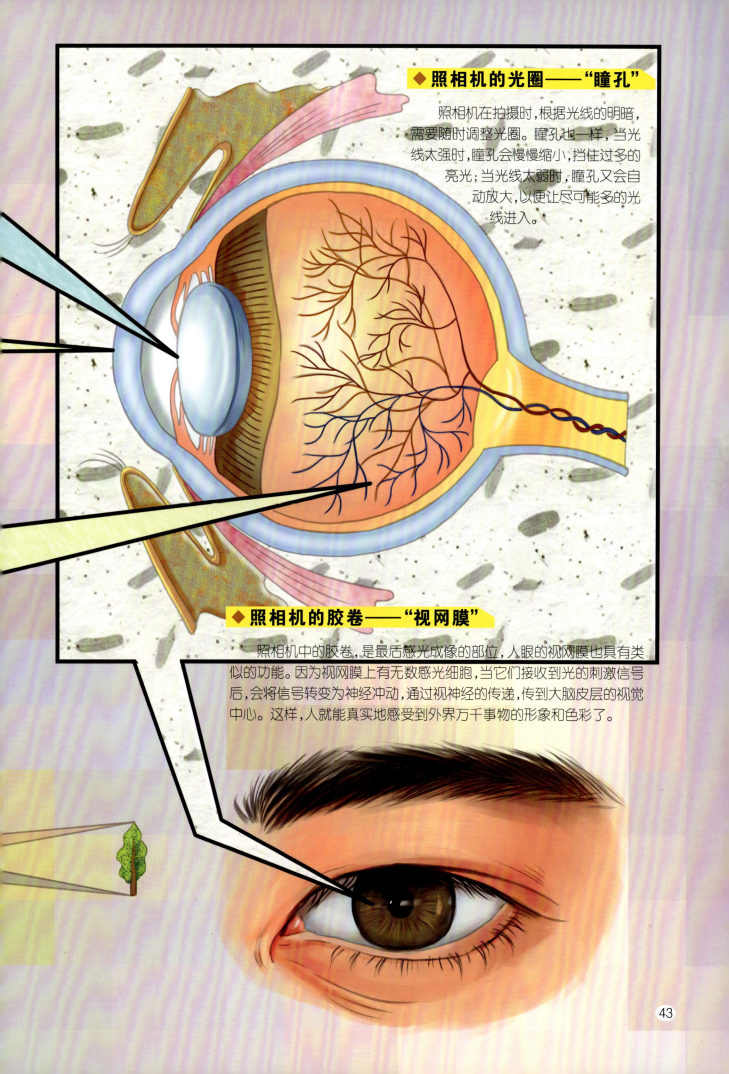

◆ 照相机的光圈——"瞳孔"

照相机在拍摄时，根据光线的明暗，需要随时调整光圈。瞳孔也一样，当光线太强时，瞳孔会慢慢缩小，挡住过多的亮光；当光线太弱时，瞳孔又会自动放大，以便让尽可能多的光线进入。

◆ 照相机的胶卷——"视网膜"

照相机中的胶卷，是最后感光成像的部位，人眼的视网膜也具有类似的功能。因为视网膜上有无数感光细胞，当它们接收到光的刺激信号后，会将信号转变为神经冲动，通过视神经的传递，传到大脑皮层的视觉中心。这样，人就能真实地感受到外界万千事物的形象和色彩了。

怎样保护眼睛

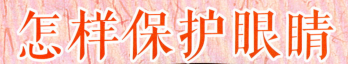

许多小朋友平时不注意保护眼睛，结果很早就戴上了眼镜。戴眼镜的麻烦可多了，冬天要结霜，夏天要出汗。那么，怎样才能保证眼睛的健康呢？

◆ 眼睛要保养

不能长时间看电视，要让眼睛休息好。不能在阳光下或昏暗的地方看书，否则时间长了眼睛会很疲倦。看书写字还应有正确的姿势，坐车时不要看书，躺在床上也不能看。如果眼睛不小心进了沙子，千万不要用手揉，要立即闭上眼睛，让眼泪把沙子冲出来。平时还应多吃对眼有益的食物，例如胡萝卜、菠菜、鱼、木瓜等。

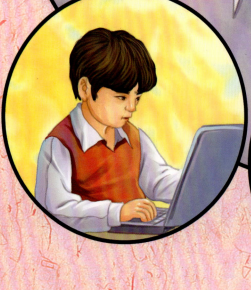

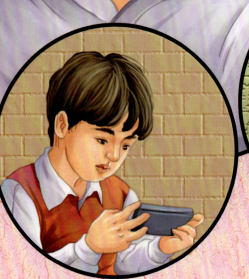

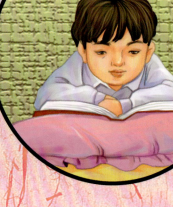

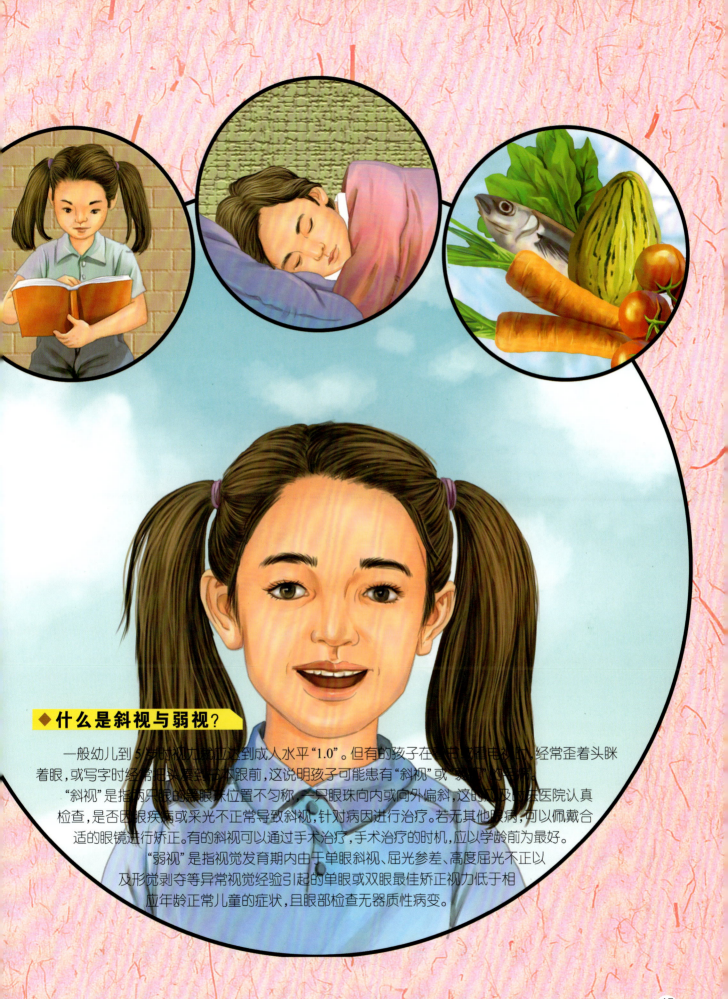

◆ 什么是斜视与弱视?

一般幼儿到 5 岁时视力就应达到成人水平"1.0"。但有的孩子在看书或看电视时，经常歪着头眯着眼，或写字时经常把头凑到本跟前，这说明孩子可能患有"斜视"或"弱视"的毛病。

"斜视"是指两只眼的黑眼珠位置不匀称，一只眼珠向内或向外偏斜，这时应及时去医院认真检查，是否因眼疾病或采光不正常导致斜视，针对病因进行治疗。若无其他眼病，可以佩戴合适的眼镜进行矫正。有的斜视可以通过手术治疗，手术治疗的时机，应以学龄前为最好。

"弱视"是指视觉发育期内由于单眼斜视、屈光参差、高度屈光不正以及形觉剥夺等异常视觉经验引起的单眼或双眼最佳矫正视力低于相应年龄正常儿童的症状，且眼部检查无器质性病变。

鼻子能闻出各种气味

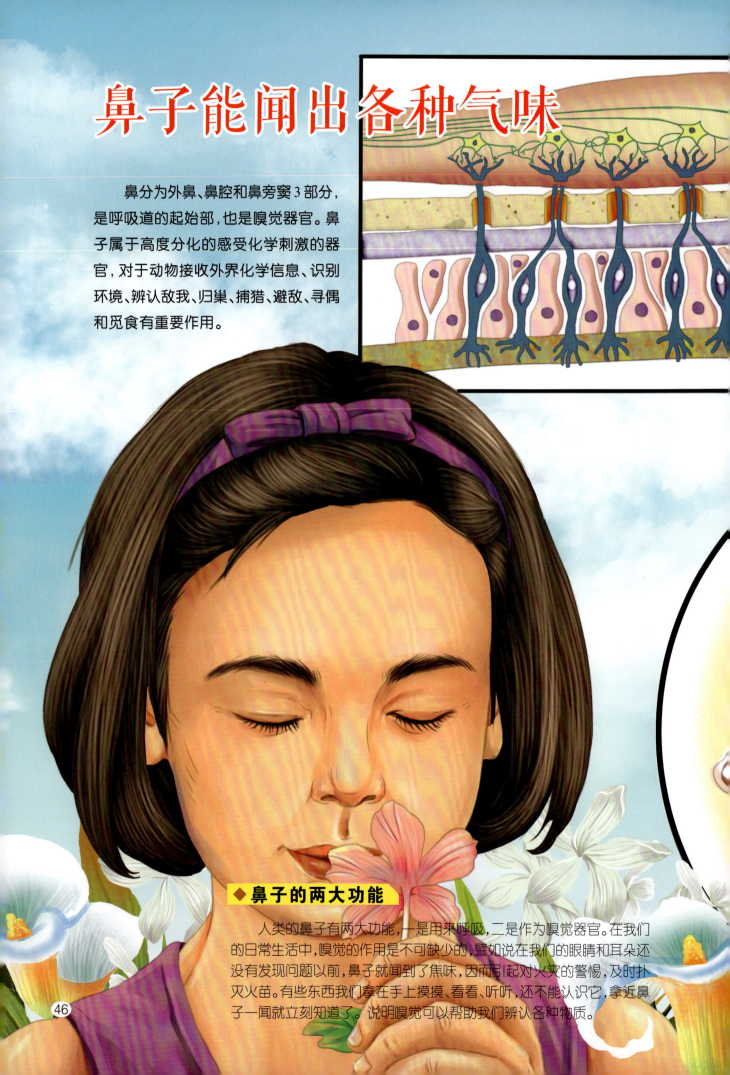

鼻分为外鼻、鼻腔和鼻旁窦3部分，是呼吸道的起始部，也是嗅觉器官。鼻子属于高度分化的感受化学刺激的器官，对于动物接收外界化学信息、识别环境、辨认敌我、归巢、捕猎、避敌、寻偶和觅食有重要作用。

◆ 鼻子的两大功能

人类的鼻子有两大功能，一是用来呼吸，二是作为嗅觉器官。在我们的日常生活中，嗅觉的作用是不可缺少的，譬如说在我们的眼睛和耳朵还没有发现问题以前，鼻子就闻到了焦味，因而引起对火灾的警惕，及时扑灭火苗。有些东西我们拿在手上摸摸、看看、听听，还不能认识它，拿近鼻子一闻就立刻知道了。说明嗅觉可以帮助我们辨认各种物质。

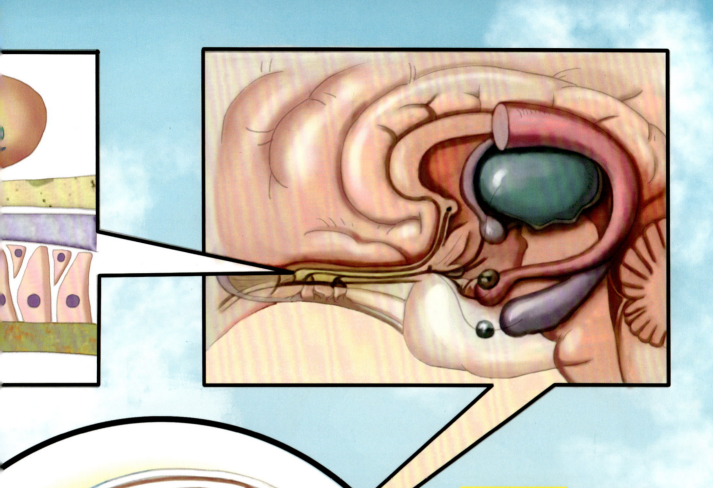

◆ **增进食欲**

    嗅觉还可以增进食欲,用鼻子嗅到食物的香味以后,就会刺激食欲。每个人大概都有过这样的体会,感冒鼻子塞住的时候,吃什么好东西都觉得胃口不开,觉得不好吃。其实这些东西味道还是好的,只是因为鼻子塞住了,闻不到食物的香味,所以食欲不旺。

◆ **嗅觉产生的过程**

    鼻子能闻出各种味道,是因为在鼻腔的内壁有一块大约5平方厘米的黏膜分布着大量嗅觉细胞,它们与大脑有联系。我们知道,气味是由物质的挥发性分子作用形成的。当人吸气时,飘散在空中的气味分子便钻进鼻腔,与里面的嗅觉细胞相遇。这时,嗅觉细胞马上兴奋起来,将感受到的刺激转化成特定的信息,通过嗅觉神经而传入大脑,于是就产生了嗅觉,我们就闻到了各种的气味。

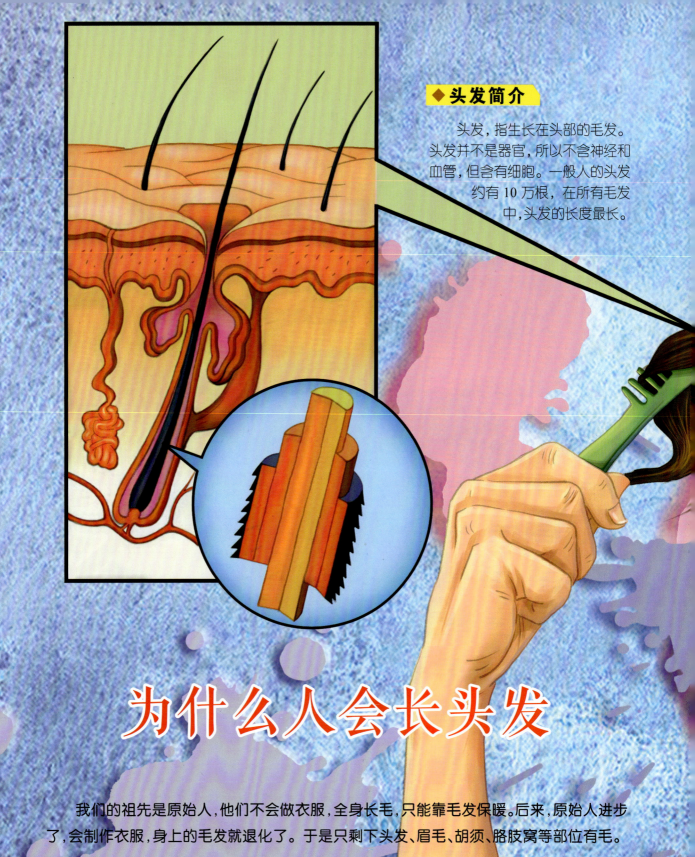

头发，指生长在头部的毛发。头发并不是器官，所以不含神经和血管，但含有细胞。一般人的头发约有 10 万根，在所有毛发中，头发的长度最长。

为什么人会长头发

我们的祖先是原始人，他们不会做衣服，全身长毛，只能靠毛发保暖。后来，原始人进步了，会制作衣服，身上的毛发就退化了。于是只剩下头发、眉毛、胡须、胳肢窝等部位有毛。

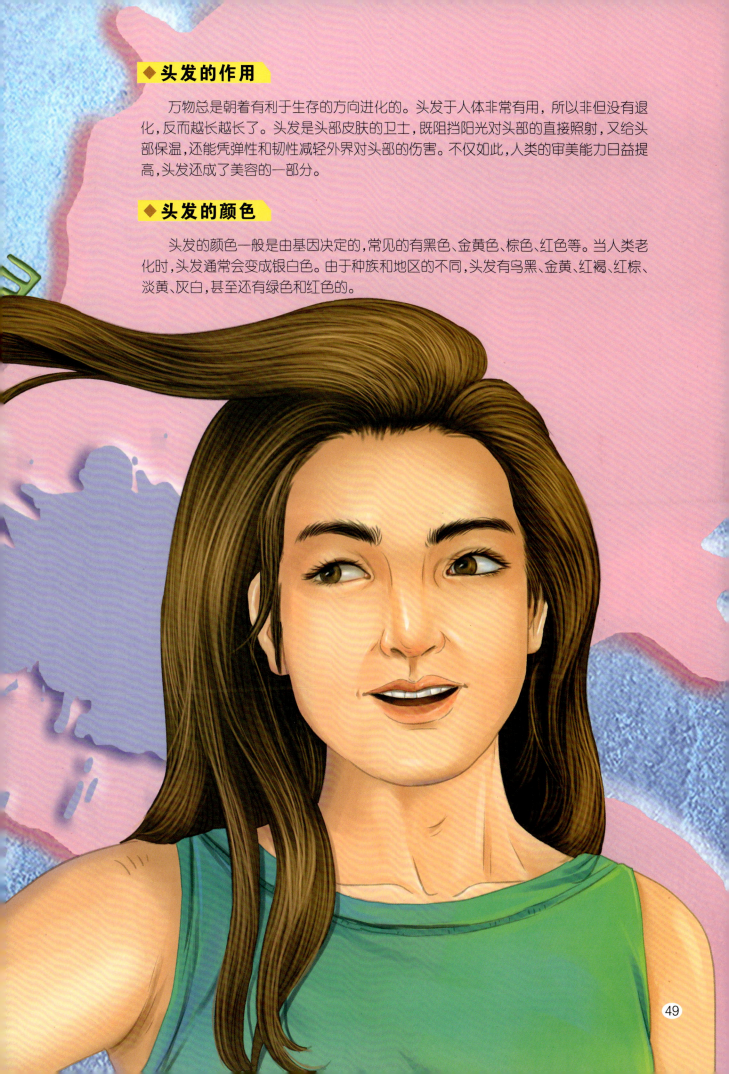

◆ 头发的作用

万物总是朝着有利于生存的方向进化的。头发于人体非常有用,所以非但没有退化,反而越长越长了。头发是头部皮肤的卫士,既阻挡阳光对头部的直接照射,又给头部保温,还能凭弹性和韧性减轻外界对头部的伤害。不仅如此,人类的审美能力日益提高,头发还成了美容的一部分。

◆ 头发的颜色

头发的颜色一般是由基因决定的,常见的有黑色、金黄色、棕色、红色等。当人类老化时,头发通常会变成银白色。由于种族和地区的不同,头发有乌黑、金黄、红褐、红棕、淡黄、灰白,甚至还有绿色和红色的。

伤口愈合时会觉得痒

受了伤，经过一段时间，正在愈合的伤口处会传来痒的感觉。一般规律是伤口如果发痒，不久就会长好。所以，人们常常把发痒当作伤口快要长好的一个信号。当然，也并非所有的伤口都是如此。

◆ 为什么会痒？

人的皮肤分为多层，在表皮的最底层，有一层细胞叫生发层，这层细胞的生命力很强，像花草树木的芽一样，能不断地生长繁殖，表皮损伤的浅伤口，就是靠生发层长好的。在长好的过程中，由于伤口很浅，神经受不到什么刺激，也就不大会有痒的感觉，长好后也没有伤疤。但是，范围比较大，损伤比较厉害，深达真皮的伤口，在愈合过程中，会有一种新的组织补上去，这种新的组织叫作结缔组织，就是从伤口里长出来的肉芽。新生的血管神经都要长进结缔组织，由于长进结缔组织里的血管特别密，在快速生长时很容易刺激与它们挤在一块儿的新生神经。痒，是人体受到轻微刺激的一种感觉。神经很灵敏，特别是新生的神经，稍受刺激，就会产生痒的感觉。

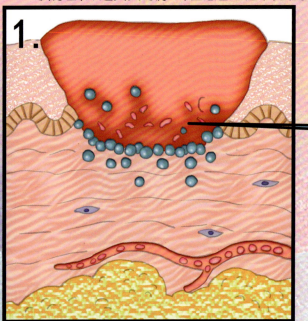

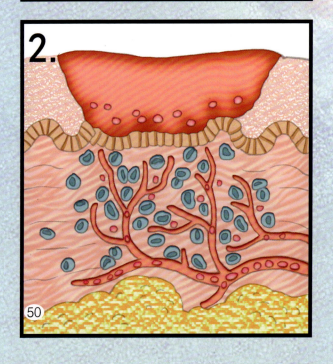

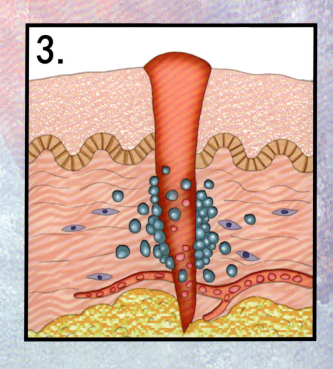

◆ **结缔组织简介**

结缔组织由细胞和大量细胞间质构成,结缔组织的细胞间质包括液态、胶体状或固态的基质、细丝状的纤维和不断循环更新的组织液,具有重要功能。结缔组织在体内广泛分布,具有连接、支持、营养、保护等多种功能。

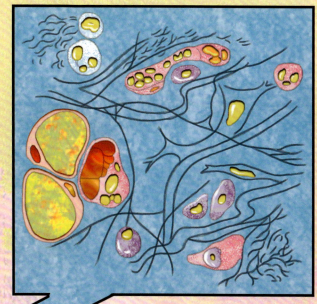

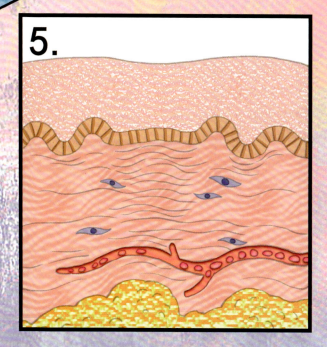

5.

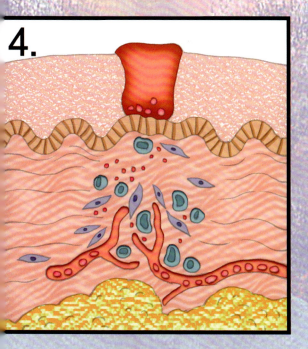

4.

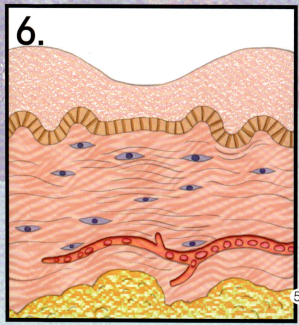

6.

肚子饿了会咕咕叫

胃是食道的扩大部分，位于膈下，上接食道，下通小肠。通过蠕动搅磨食物，使食物与胃液充分混合。胃的形态和结构还可因为贮存食物的需要、食物的性质、摄食的频率而发生改变。

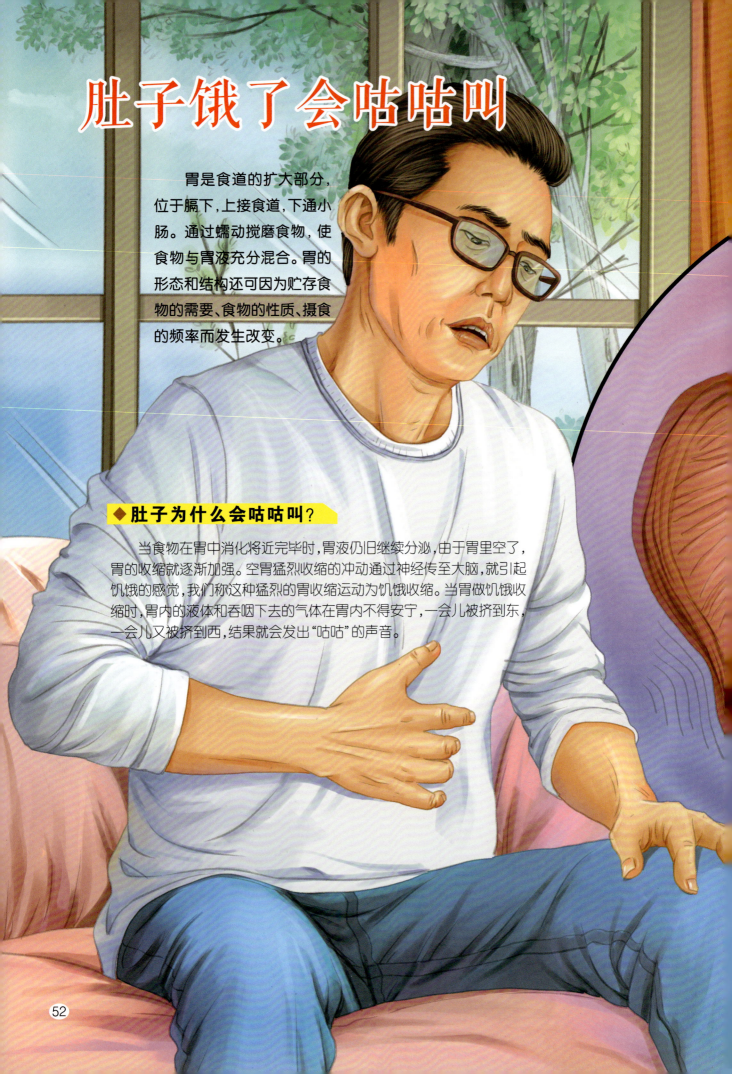

◆ 肚子为什么会咕咕叫？

当食物在胃中消化将近完毕时，胃液仍旧继续分泌，由于胃里空了，胃的收缩就逐渐加强。空胃猛烈收缩的冲动通过神经传至大脑，就引起饥饿的感觉，我们称这种猛烈的胃收缩运动为饥饿收缩。当胃做饥饿收缩时，胃内的液体和吞咽下去的气体在胃内不得安宁，一会儿被挤到东，一会儿又被挤到西，结果就会发出"咕咕"的声音。

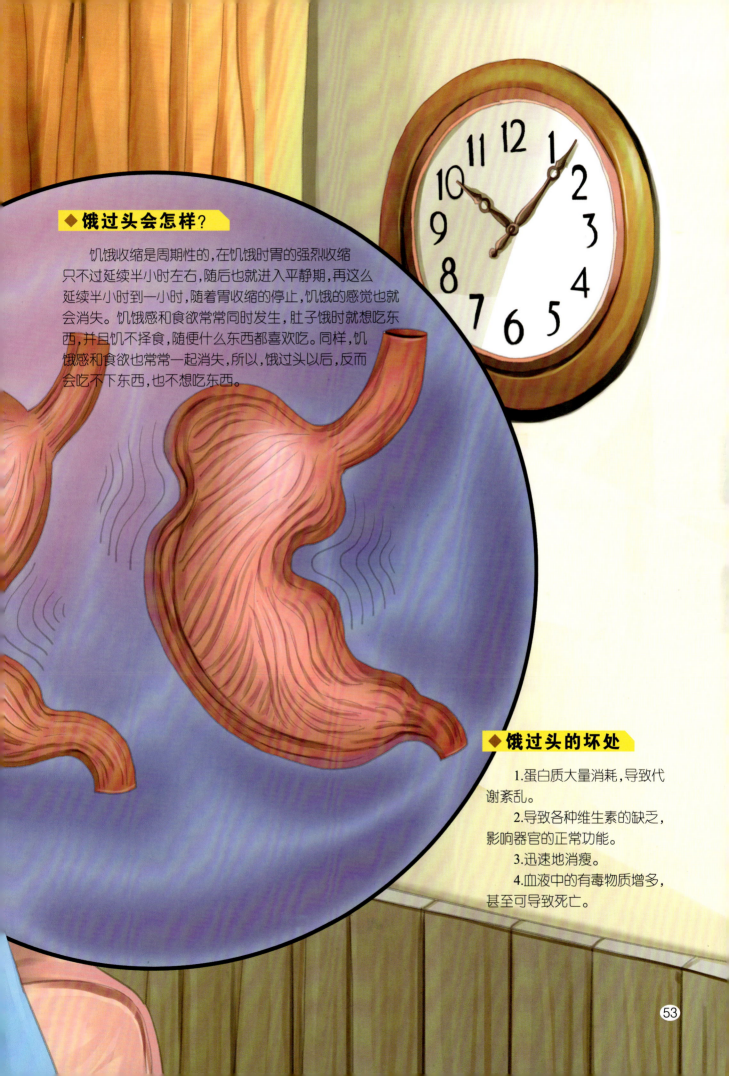

◆ 饿过头会怎样？

　　饥饿收缩是周期性的,在饥饿时胃的强烈收缩只不过延续半小时左右,随后也就进入平静期,再这么延续半小时到一小时,随着胃收缩的停止,饥饿的感觉也就会消失。饥饿感和食欲常常同时发生,肚子饿时就想吃东西,并且饥不择食,随便什么东西都喜欢吃。同样,饥饿感和食欲也常常一起消失,所以,饿过头以后,反而会吃不下东西,也不想吃东西。

◆ 饿过头的坏处

　　1.蛋白质大量消耗,导致代谢紊乱。
　　2.导致各种维生素的缺乏,影响器官的正常功能。
　　3.迅速地消瘦。
　　4.血液中的有毒物质增多,甚至可导致死亡。

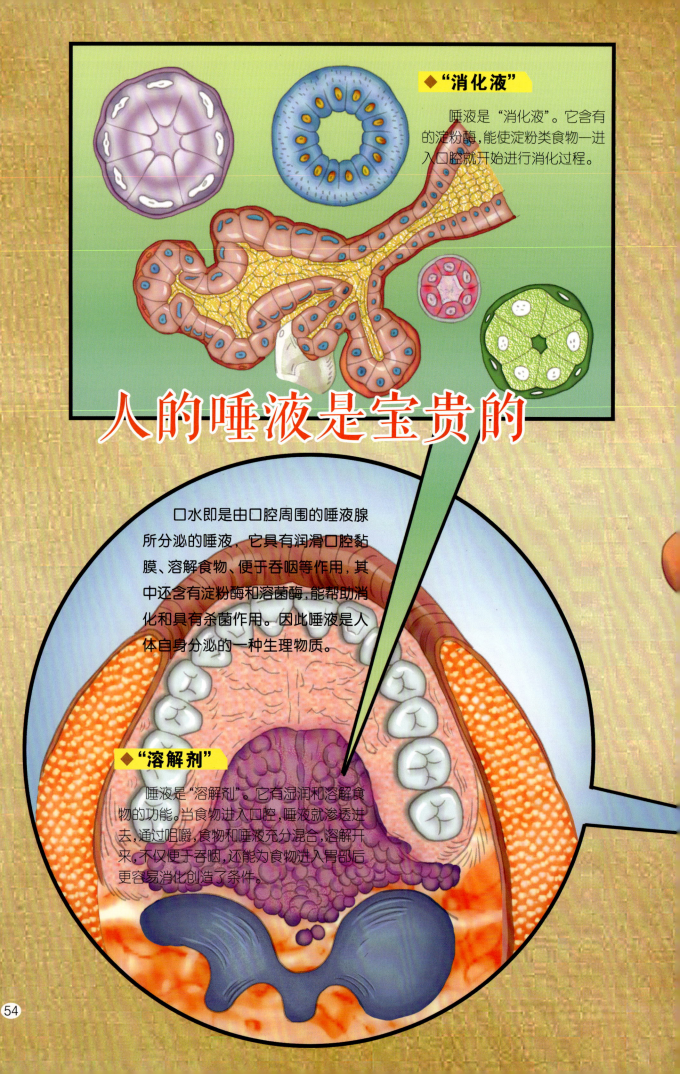

人的唾液是宝贵的

口水即是由口腔周围的唾液腺所分泌的唾液，它具有润滑口腔黏膜、溶解食物、便于吞咽等作用，其中还含有淀粉酶和溶菌酶，能帮助消化和具有杀菌作用。因此唾液是人体自身分泌的一种生理物质。

◆ **"溶解剂"**

唾液是"溶解剂"。它有湿润和溶解食物的功能。当食物进入口腔，唾液就渗透进去，通过咀嚼，食物和唾液充分混合，溶解开来，不仅便于吞咽，还能为食物进入胃部后更容易消化创造了条件。

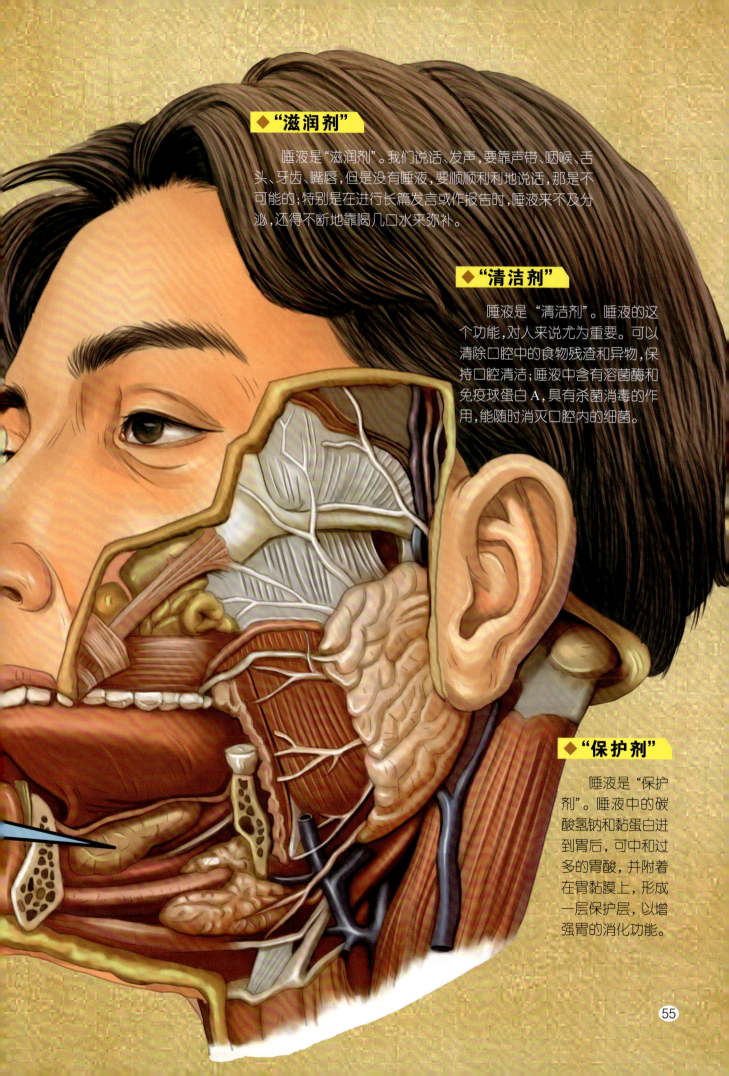

◆ "滋润剂"

　　唾液是"滋润剂"。我们说话、发声,要靠声带、咽喉、舌头、牙齿、嘴唇,但是没有唾液,要顺顺利利地说话,那是不可能的;特别是在进行长篇发言或作报告时,唾液来不及分泌,还得不断地靠喝几口水来弥补。

◆ "清洁剂"

　　唾液是"清洁剂"。唾液的这个功能,对人来说尤为重要。可以清除口腔中的食物残渣和异物,保持口腔清洁;唾液中含有溶菌酶和免疫球蛋白A,具有杀菌消毒的作用,能随时消灭口腔内的细菌。

◆ "保护剂"

　　唾液是"保护剂"。唾液中的碳酸氢钠和黏蛋白进到胃后,可中和过多的胃酸,并附着在胃黏膜上,形成一层保护层,以增强胃的消化功能。

耳朵为什么能听声音

耳位于眼睛后面,具有接收机械波的功能,能将机械波(声波)转换成神经信号,然后传给大脑。在脑中,这些信号又被翻译成我们可以理解的词语、音乐和其他声音。

◆ 耳的构成

耳包括外耳、中耳和内耳三部分。听觉感受器和位觉感受器位于内耳,因此耳又叫位听器。也有人将外耳和中耳列为位听器的附属器。外耳包括耳郭和外耳道两部分。另外,在外耳道的皮肤上生有耳毛和一些腺体,腺体的分泌物和耳毛对外界灰尘等异物的进入有一定的阻挡作用。

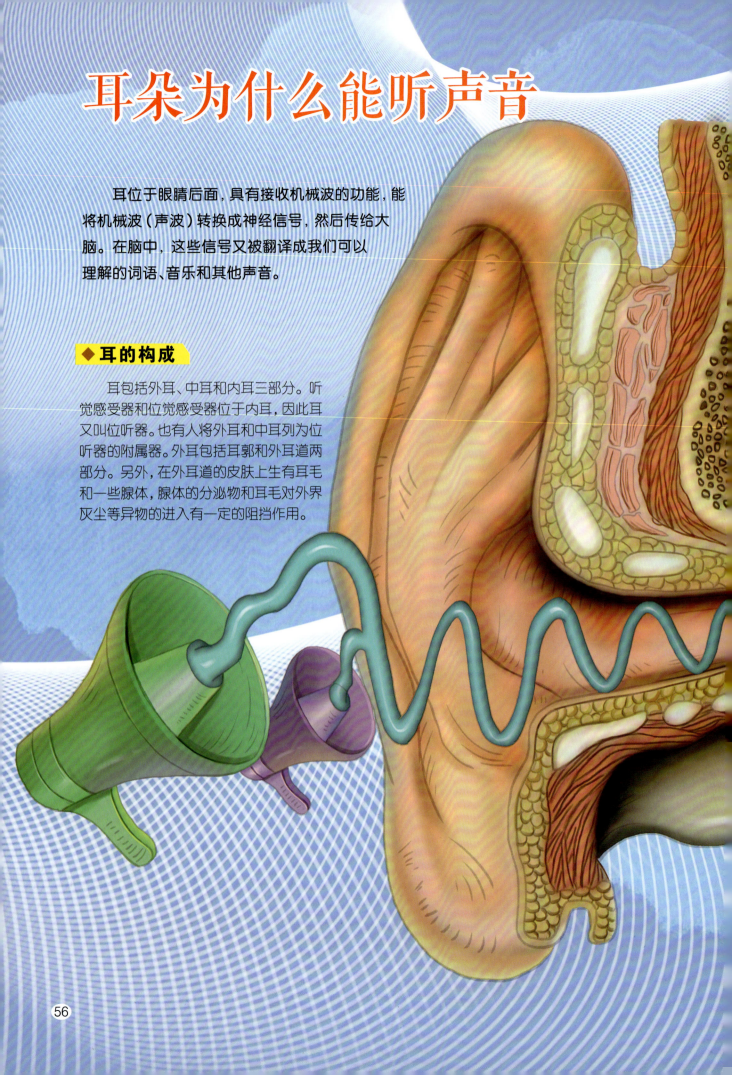

◆ 听声原理

　　耳朵听到声音是声波转化为电信号，最后传到中枢的过程。发声后，声音以声波的形式被耳郭收集，然后传入外耳道内，通过耳道一定的放大作用，将声波传导到中耳鼓膜的位置，引起鼓膜的振动；然后带动鼓膜内侧三个听小骨组成的听骨链振动。鼓膜和听小骨也起到放大声波能量的作用，镫骨底板振动卵圆窗，将声波传导到内耳的淋巴液中，淋巴液的振动就会带动耳蜗内基底膜的振动，基底膜的振动使毛细胞与盖膜发生剪切运动，将声波振动的机械能量转化为电信号，经过螺旋神经节的神经纤维，传到听神经；最终传导到大脑听觉皮层，形成听觉。

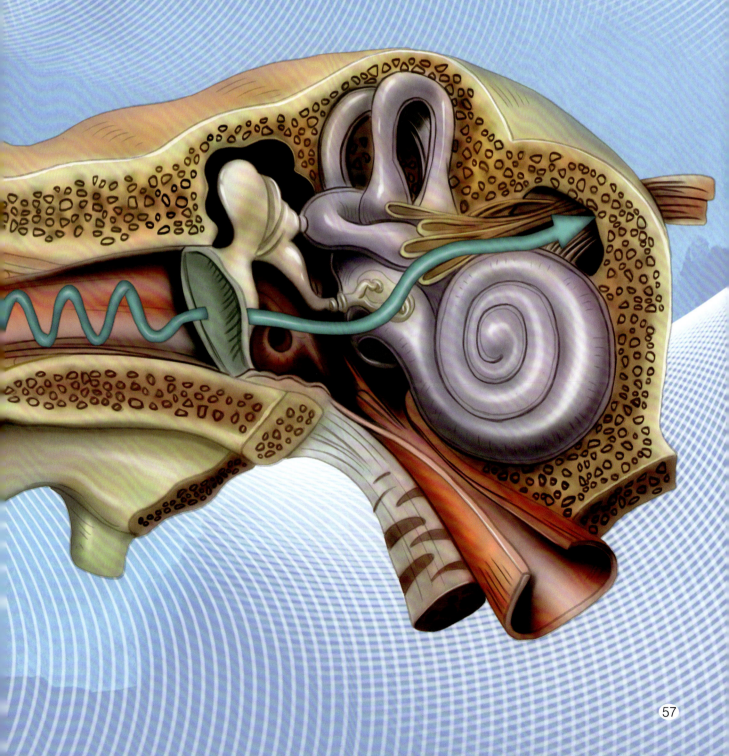

怎样保护耳朵

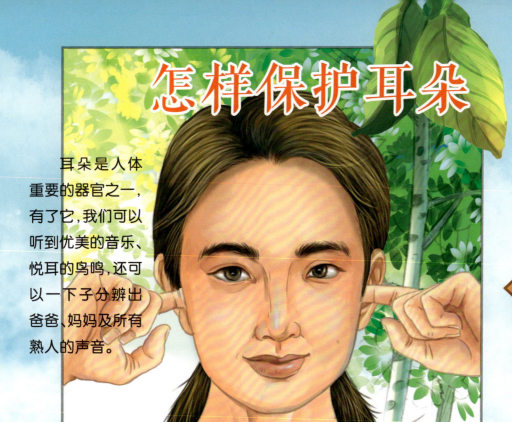

耳朵是人体重要的器官之一，有了它，我们可以听到优美的音乐、悦耳的鸟鸣，还可以一下子分辨出爸爸、妈妈及所有熟人的声音。

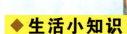

◆ 生活小知识

洗澡时不要让水跑到耳朵里，一旦进了水要马上弄出来。不要把小东西塞在耳朵里，否则是很危险的。不要用力打人家的脸，易把人打聋。平时耳屎多了，要让妈妈帮助清除，如果清除不及时，耳屎一旦遇到水就会膨胀，使耳朵感到很痛，这时就要去医院了。

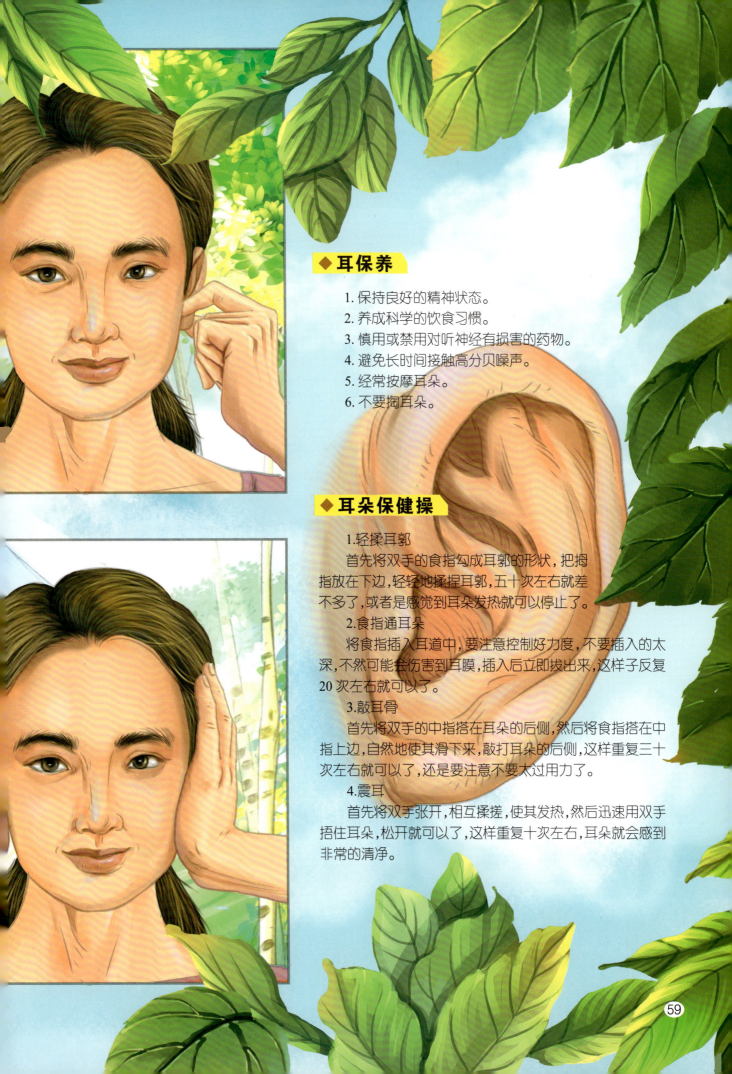

◆ 耳保养

1. 保持良好的精神状态。
2. 养成科学的饮食习惯。
3. 慎用或禁用对听神经有损害的药物。
4. 避免长时间接触高分贝噪声。
5. 经常按摩耳朵。
6. 不要掏耳朵。

◆ 耳朵保健操

1.轻揉耳郭

首先将双手的食指勾成耳郭的形状，把拇指放在下边，轻轻地揉捏耳郭，五十次左右就差不多了，或者是感觉到耳朵发热就可以停止了。

2.食指通耳朵

将食指插入耳道中，要注意控制好力度，不要插入的太深，不然可能会伤害到耳膜，插入后立即拔出来，这样子反复20次左右就可以了。

3.敲耳骨

首先将双手的中指搭在耳朵的后侧，然后将食指搭在中指上边，自然地使其滑下来，敲打耳朵的后侧，这样重复三十次左右就可以了，还是要注意不要太过用力了。

4.震耳

首先将双手张开，相互揉搓，使其发热，然后迅速用双手捂住耳朵，松开就可以了，这样重复十次左右，耳朵就会感到非常的清净。

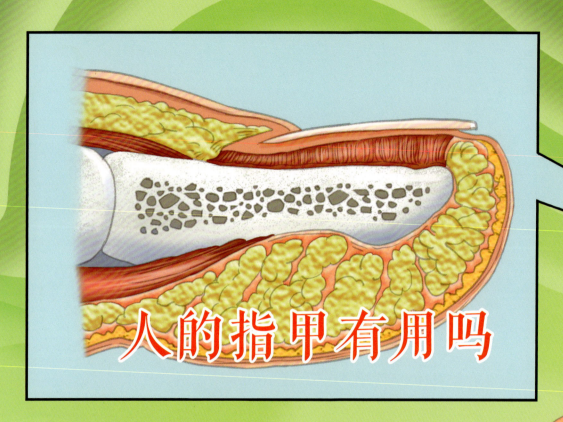

人的指甲有用吗

老师常常对我们说，要勤剪指甲、勤洗手。因为指甲里面藏有许多细菌，会传播疾病。那么，指甲是不是一点用处也没有呢？不是。指甲可以保护手指，它使指尖能用上力，抓住细小的东西。如果没有指甲，手指会被磨破，脚趾也一样，而且无法用力。我们要注意保护它，但不能留得太长。

◆ **指甲结构**

指甲由皮肤衍生而来。和皮肤一样是由胚胎体表、外胚层和侧板壁层及其体节生皮节的间充质在胚胎9周以后逐渐分化形成的。指（趾）甲分为甲板、甲床、甲襞、甲沟、甲根、甲上皮、甲下皮等部分。

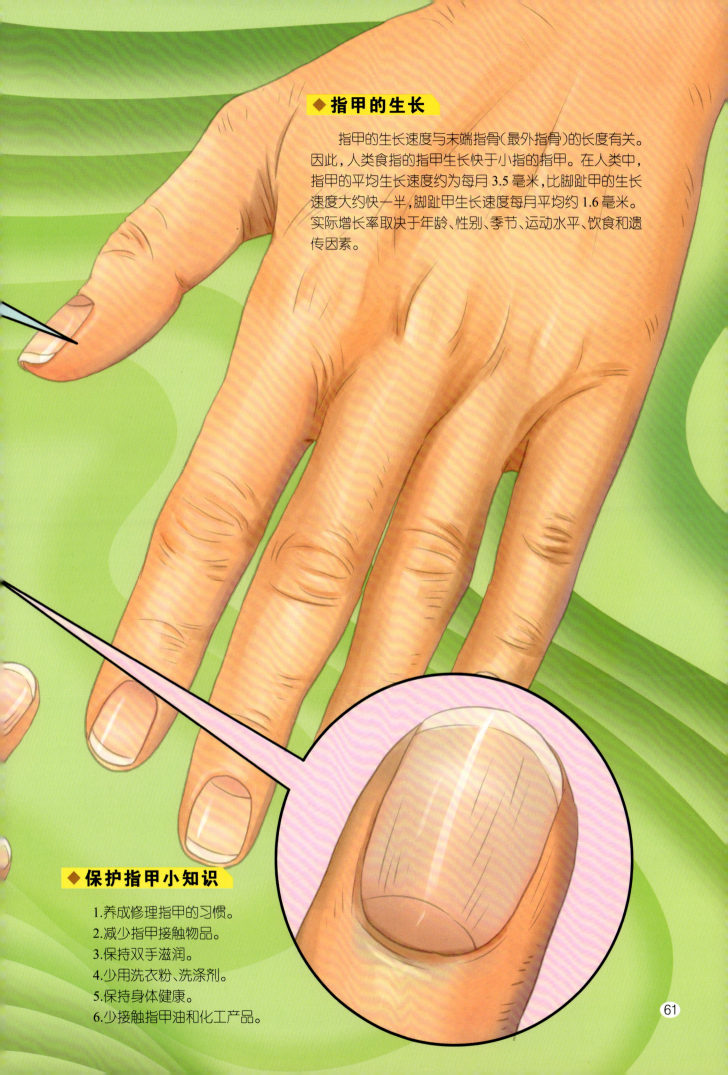

◆ 指甲的生长

指甲的生长速度与末端指骨（最外指骨）的长度有关。因此，人类食指的指甲生长快于小指的指甲。在人类中，指甲的平均生长速度约为每月 3.5 毫米，比脚趾甲的生长速度大约快一半，脚趾甲生长速度每月平均约 1.6 毫米。实际增长率取决于年龄、性别、季节、运动水平、饮食和遗传因素。

◆ 保护指甲小知识

1.养成修理指甲的习惯。
2.减少指甲接触物品。
3.保持双手滋润。
4.少用洗衣粉、洗涤剂。
5.保持身体健康。
6.少接触指甲油和化工产品。

为什么要长眼睫毛

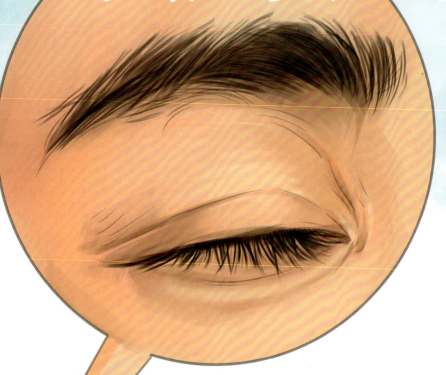

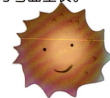

眼睫毛一般指睫毛。睫毛生长于睑缘前唇，排列成 2～3 行，短而弯曲。上睑睫毛多而长，通常有100～150根，长度平均为8mm～12mm，稍向前上方弯曲生长。

◆ 眼睫毛的用处

眼睫毛虽然不起眼，但是十分有用。它是眼睛的保护神，当空气中的灰尘和沙子扑向眼睛时，眼睫毛会挡住它们的去路，不让它们伤害眼睛，而且眼睫毛十分敏感，能迅速将消息报告给大脑，通知眼皮快闭上，以免受伤。此外，眼睫毛还能挡住强烈的光线，防止强光刺伤眼睛。

◆ 眼睫毛的寿命

睫毛在毛发中的寿命最短，平均寿命为 3～5 个月。一根发育的睫毛，自拔除后，一周即可长出 1mm～2mm，约经 10 周，可达到原来的长度。儿童的睫毛最长，也最弯曲。

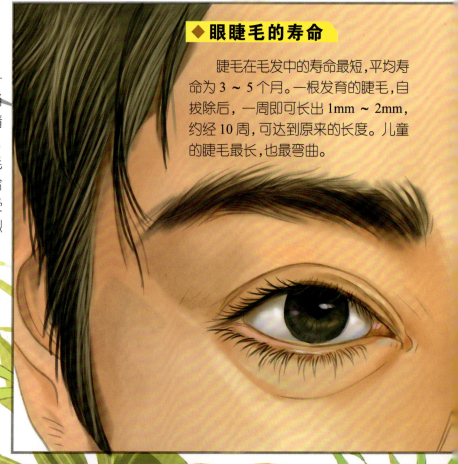

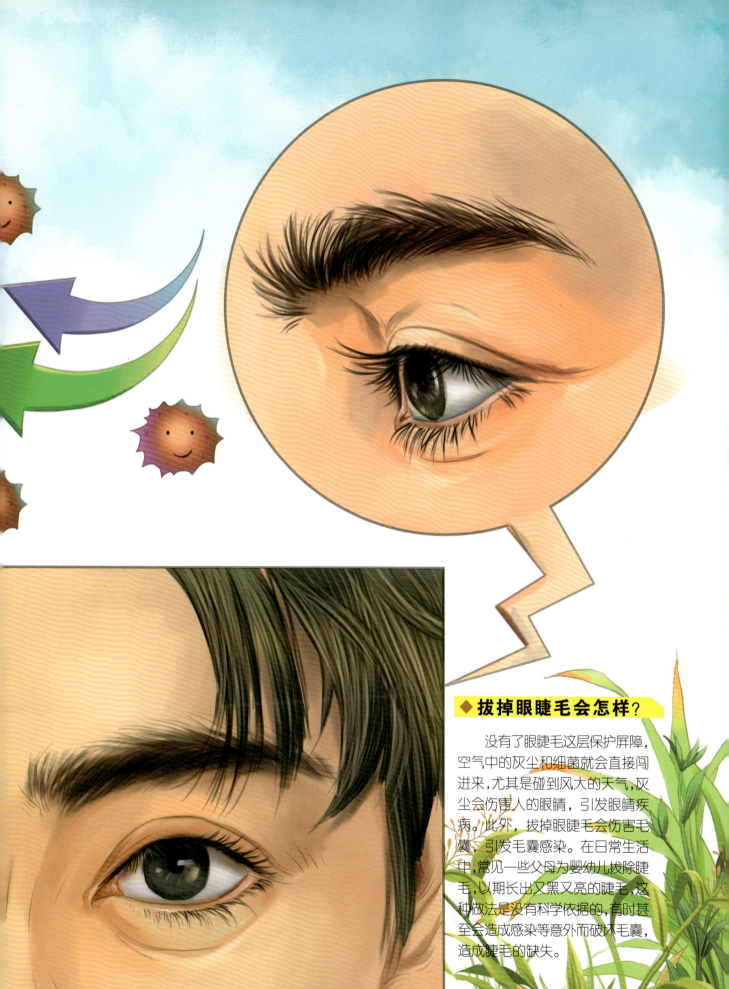

◆ 拔掉眼睫毛会怎样？

　　没有了眼睫毛这层保护屏障，空气中的灰尘和细菌就会直接闯进来，尤其是碰到风大的天气，灰尘会伤害人的眼睛，引发眼睛疾病。此外，拔掉眼睫毛会伤害毛囊，引发毛囊感染。在日常生活中，常见一些父母为婴幼儿拔除睫毛，以期长出又黑又亮的睫毛，这种做法是没有科学依据的，有时甚至会造成感染等意外而破坏毛囊，造成睫毛的缺失。

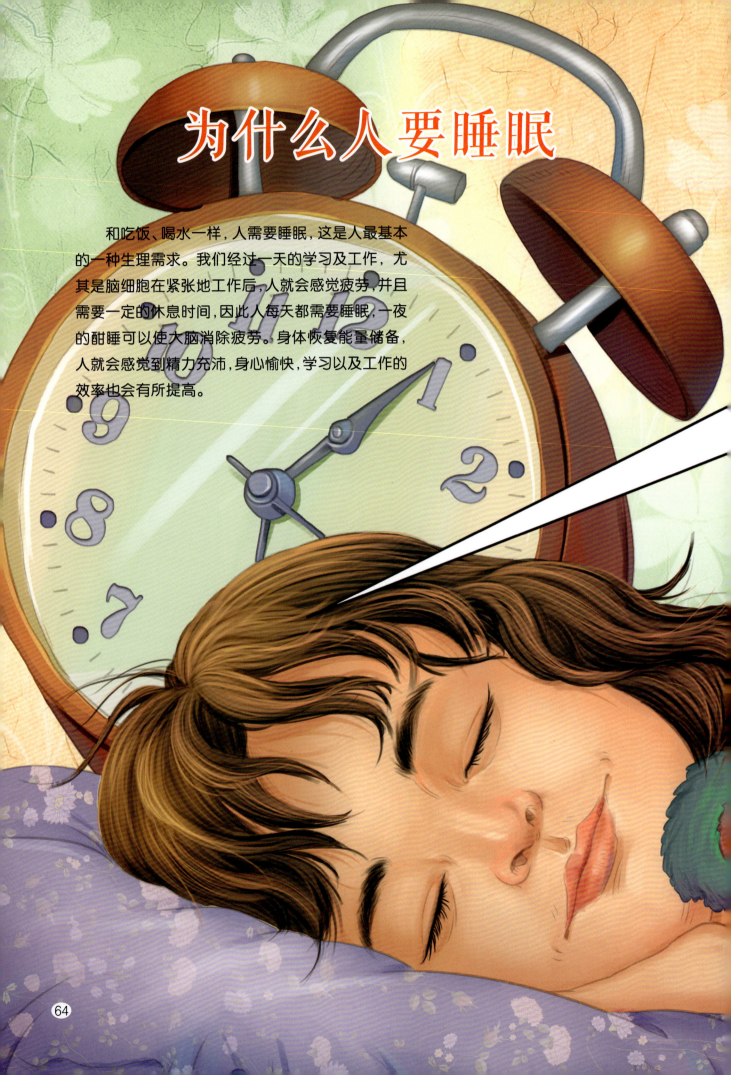

为什么人要睡眠

和吃饭、喝水一样,人需要睡眠,这是人最基本的一种生理需求。我们经过一天的学习及工作,尤其是脑细胞在紧张地工作后,人就会感觉疲劳,并且需要一定的休息时间,因此人每天都需要睡眠,一夜的酣睡可以使大脑消除疲劳。身体恢复能量储备,人就会感觉到精力充沛,身心愉快,学习以及工作的效率也会有所提高。

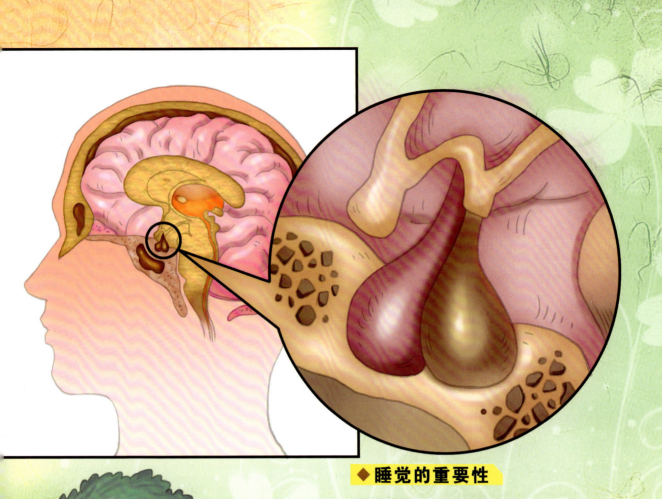

◆睡觉的重要性

睡觉是一种生理反应,是大脑神经活动的一部分,是大脑皮质内神经细胞继续兴奋之后产生抑制的结果。抑制是为了保护神经细胞,以便让它们重新兴奋,让人们正常生活。睡觉同时是记忆细胞新陈代谢的过程,老化的细胞将每个记忆信息所使用的排列方式输入新细胞内,以备储存。

◆睡眠对儿童尤为重要

儿童入睡后,脑下垂体分泌的生长激素增多,因此充足的睡眠也十分有利于孩子的生长发育。假如睡眠不足,人就可能会头昏脑涨,并且注意力不集中,而且胃口也不好。长期这样,就会损害健康。7～11岁的孩子每天应睡10个小时。

◆长期睡眠不足会怎样?

如果一个人长期睡眠不足,导致记忆细胞无法健康生活,则容易产生某些健康问题,甚至疾病,比如失语症、痉挛、抽搐,或者强制性睡眠导致的休克和昏厥等。时间久了也容易产生癌变。

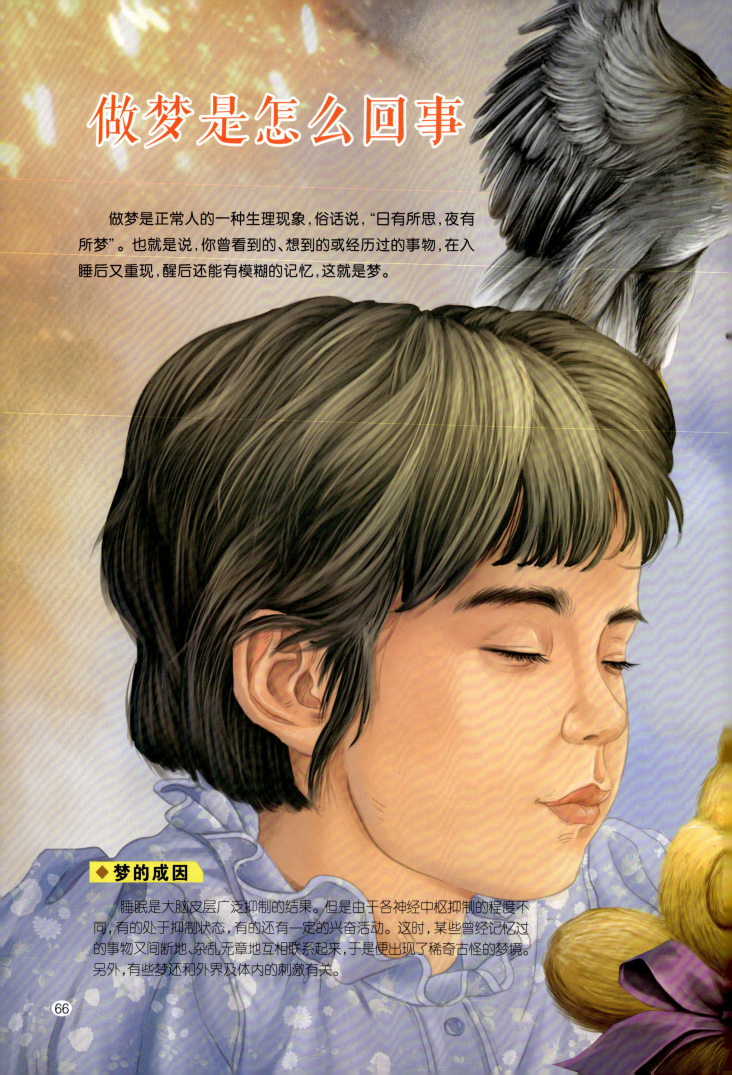

做梦是怎么回事

做梦是正常人的一种生理现象,俗话说,"日有所思,夜有所梦"。也就是说,你曾看到的、想到的或经历过的事物,在入睡后又重现,醒后还能有模糊的记忆,这就是梦。

◆ 梦的成因

睡眠是大脑皮层广泛抑制的结果。但是由于各神经中枢抑制的程度不同,有的处于抑制状态,有的还有一定的兴奋活动。这时,某些曾经记忆过的事物又间断地、杂乱无章地互相联系起来,于是便出现了稀奇古怪的梦境。另外,有些梦还和外界及体内的刺激有关。

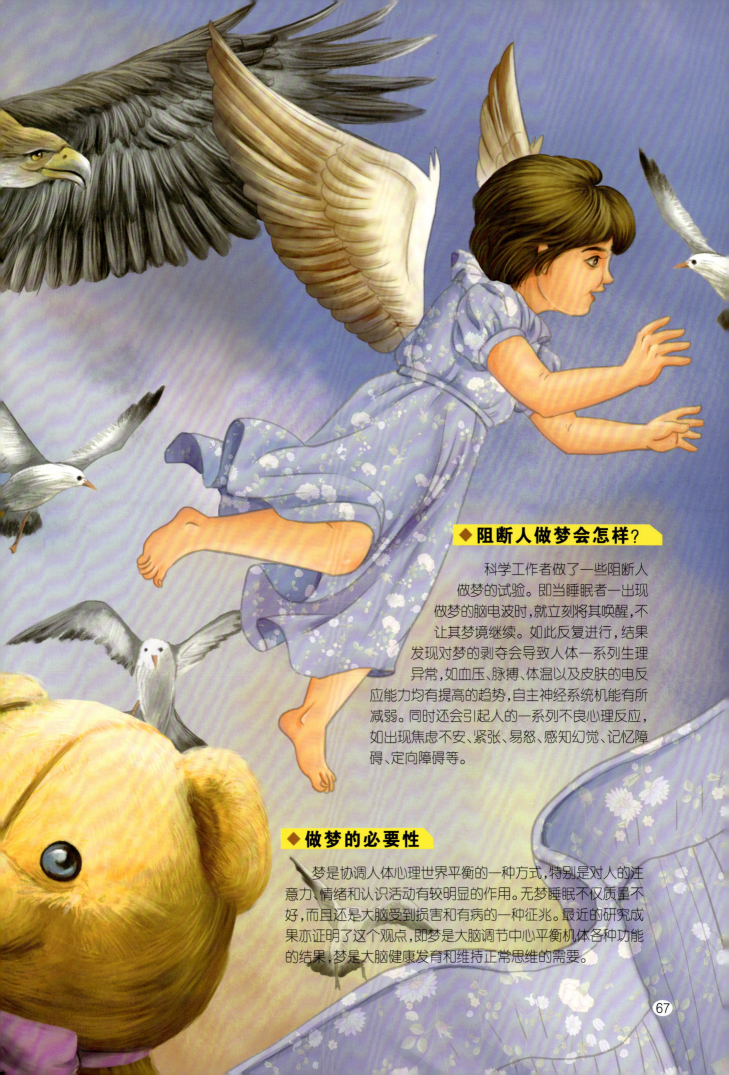

◆阻断人做梦会怎样？

　　科学工作者做了一些阻断人做梦的试验。即当睡眠者一出现做梦的脑电波时，就立刻将其唤醒，不让其梦境继续。如此反复进行，结果发现对梦的剥夺会导致人体一系列生理异常，如血压、脉搏、体温以及皮肤的电反应能力均有提高的趋势，自主神经系统机能有所减弱。同时还会引起人的一系列不良心理反应，如出现焦虑不安、紧张、易怒、感知幻觉、记忆障碍、定向障碍等。

◆做梦的必要性

　　梦是协调人体心理世界平衡的一种方式，特别是对人的注意力、情绪和认识活动有较明显的作用。无梦睡眠不仅质量不好，而且还是大脑受到损害和有病的一种征兆。最近的研究成果亦证明了这个观点，即梦是大脑调节中心平衡机体各种功能的结果，梦是大脑健康发育和维持正常思维的需要。

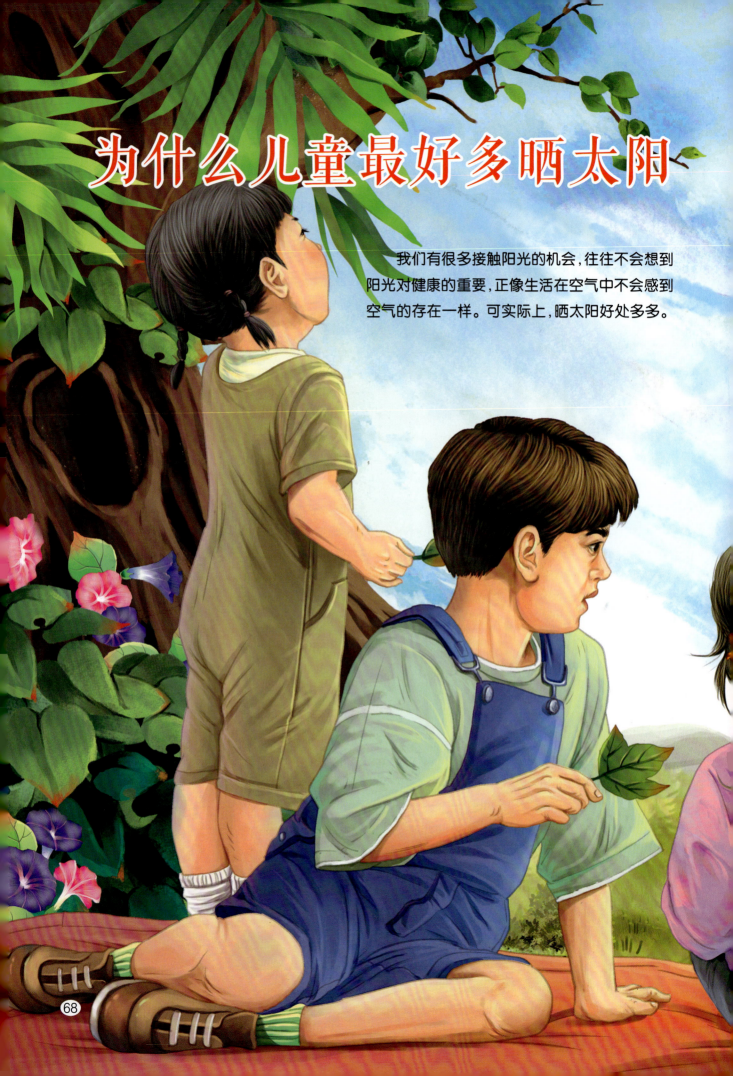

为什么儿童最好多晒太阳

我们有很多接触阳光的机会,往往不会想到阳光对健康的重要,正像生活在空气中不会感到空气的存在一样。可实际上,晒太阳好处多多。

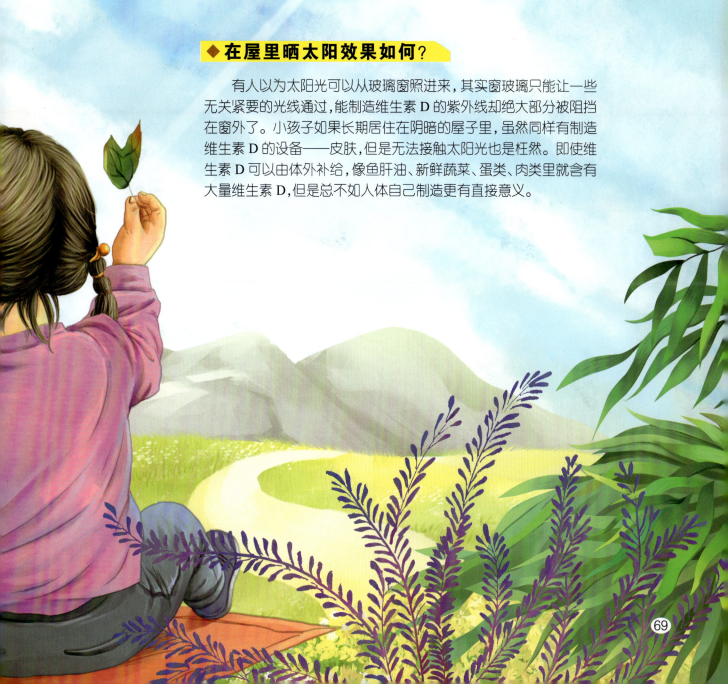

◆ 阳光对人体健康的影响

　　太阳光照在皮肤上,会使皮下血管扩张,血流旺盛,有利于有毒物质的代谢,增强皮肤的抵抗力,还会使唾液和胃液分泌增加,肠子蠕动加强,促进食欲和消化。更重要的是,皮肤在太阳光照射下能制造出维生素 D。我们知道钙质、磷质是骨骼的主要成分,而钙的吸收必须依靠维生素 D 的存在。如果缺少维生素 D,钙便不能吸收,骨骼就发育不良。

◆ 为什么小孩子要多晒太阳?

　　理由很简单,孩子越小,发育速度越快,而骨骼是支持全身体重的架子,必须跟得上各部分发展的需要。但是制造骨骼的重要原料钙,必须依赖维生素 D 才能被吸收,缺乏太阳光,维生素 D 就无法合成,那就必然要得软骨病。

◆ 在屋里晒太阳效果如何?

　　有人以为太阳光可以从玻璃窗照进来,其实窗玻璃只能让一些无关紧要的光线通过,能制造维生素 D 的紫外线却绝大部分被阻挡在窗外了。小孩子如果长期居住在阴暗的屋子里,虽然同样有制造维生素 D 的设备——皮肤,但是无法接触太阳光也是枉然。即使维生素 D 可以由体外补给,像鱼肝油、新鲜蔬菜、蛋类、肉类里就含有大量维生素 D,但是总不如人体自己制造更有直接意义。

为什么看人家打哈欠，自己也要打哈欠

人打哈欠的时候，嘴张得很大很大，做了一次深呼吸。也就是说，打一个哈欠可以呼出身体中积聚下来的二氧化碳，吸入新鲜空气，起到保护身体的作用。很多人集聚在一个房间长时间听别人讲话时，人们总是爱打哈欠。

◆ 打哈欠也会"传染"？

打哈欠是大脑的作用，大脑能够暂时抑制住哈欠。可是见到别人打哈欠，不知不觉中精神松懈下来，不听大脑的指挥，自然也打哈欠了。结果好像"传染"给别人似的。当然，在人多的屋子里待的时间长了，屋里空气中氧气在减少，二氧化碳在增加，人们都想多吸一点氧气，这也是打哈欠的原因之一。

◆ 打哈欠是怎么回事？

哈欠是一种条件反射的深呼吸活动，人在疲倦时大脑神经支配的一种生理反应，在日常生活中表达沉闷、瞌睡或舒缓紧张情绪。一次打哈欠的时间大约为 6 秒钟，在这期间人闭目塞听，全身神经、肌肉得到完全放松。打哈欠需要脸部的肌肉运动来完成，所以可以通过有意识地咬紧牙关来抑制。有的时候，人因头脑供氧不足时，也会打哈欠。

70

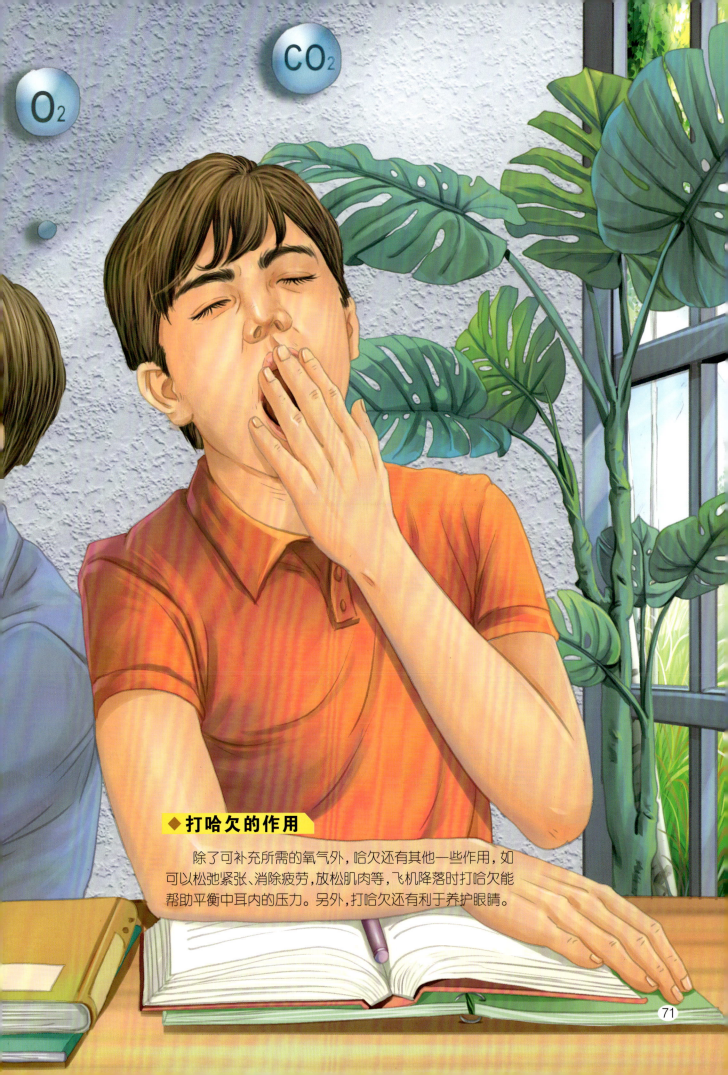

◆ **打哈欠的作用**

　　除了可补充所需的氧气外，哈欠还有其他一些作用，如可以松弛紧张、消除疲劳，放松肌肉等，飞机降落时打哈欠能帮助平衡中耳内的压力。另外，打哈欠还有利于养护眼睛。

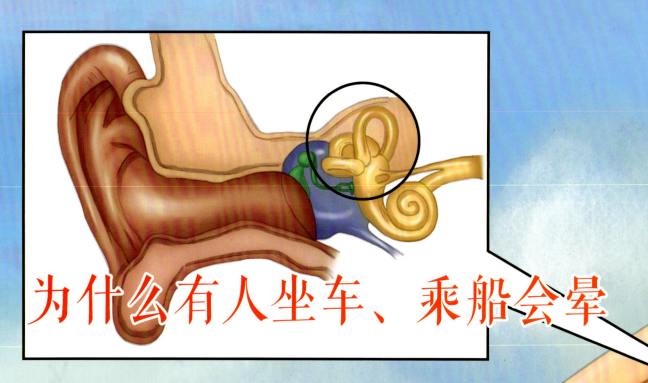

为什么有人坐车、乘船会晕

在坐车或乘船时，多数人不会有太多的不适反应。可有的人一坐车或者坐船，就会显得很难受，出现恶心、头晕，甚至呕吐等的症状。这到底是怎么回事呢？

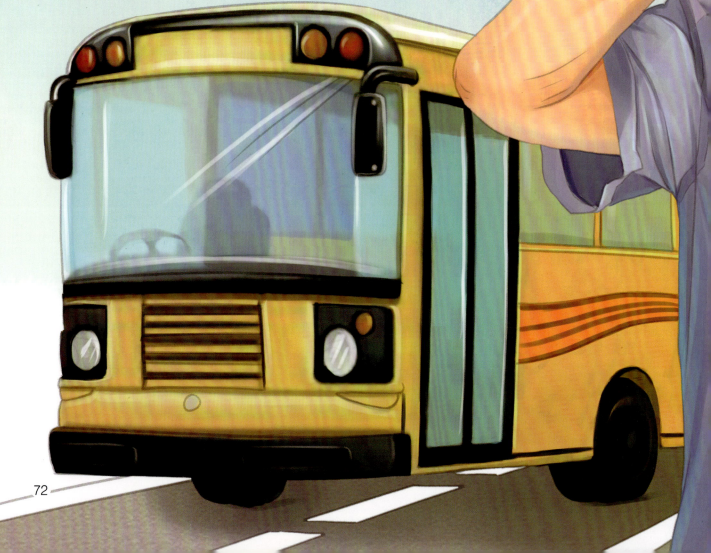

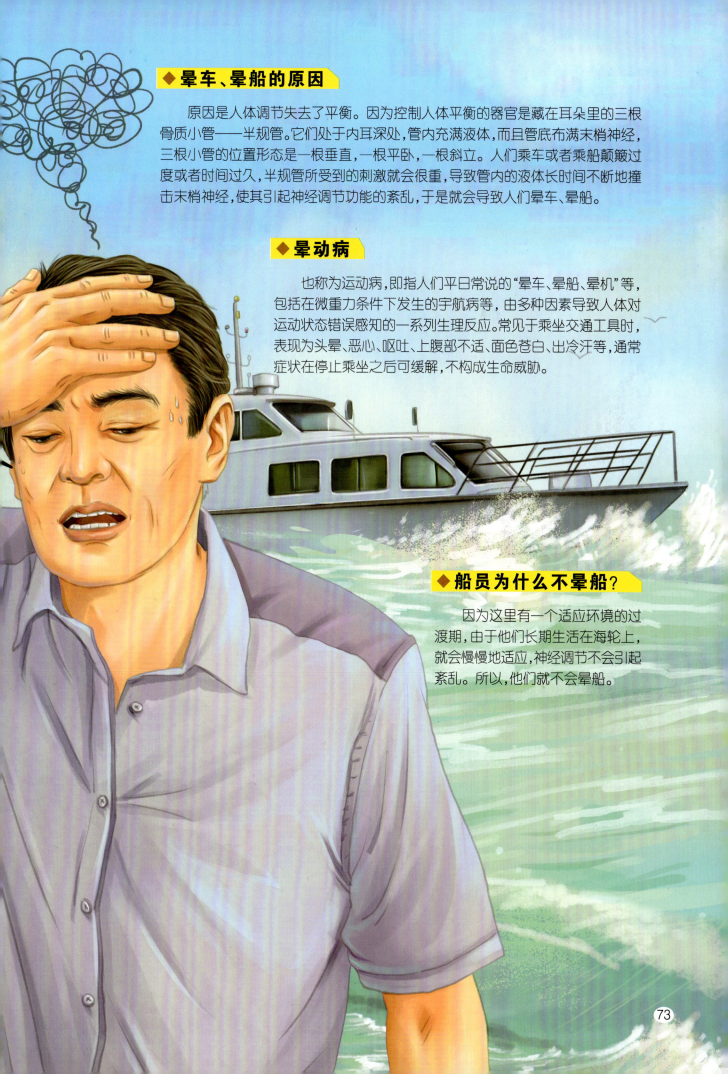

◆ 晕车、晕船的原因

原因是人体调节失去了平衡。因为控制人体平衡的器官是藏在耳朵里的三根骨质小管——半规管。它们处于内耳深处，管内充满液体，而且管底布满末梢神经，三根小管的位置形态是一根垂直，一根平卧，一根斜立。人们乘车或者乘船颠簸过度或者时间过久，半规管所受到的刺激就会很重，导致管内的液体长时间不断地撞击末梢神经，使其引起神经调节功能的紊乱，于是就会导致人们晕车、晕船。

◆ 晕动病

也称为运动病，即指人们平日常说的"晕车、晕船、晕机"等，包括在微重力条件下发生的宇航病等，由多种因素导致人体对运动状态错误感知的一系列生理反应。常见于乘坐交通工具时，表现为头晕、恶心、呕吐、上腹部不适、面色苍白、出冷汗等，通常症状在停止乘坐之后可缓解，不构成生命威胁。

◆ 船员为什么不晕船？

因为这里有一个适应环境的过渡期，由于他们长期生活在海轮上，就会慢慢地适应，神经调节不会引起紊乱。所以，他们就不会晕船。

为什么有人在睡觉的时候会磨牙

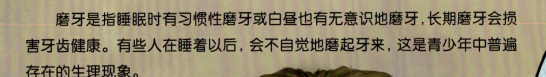

　　磨牙是指睡眠时有习惯性磨牙或白昼也有无意识地磨牙,长期磨牙会损害牙齿健康。有些人在睡着以后,会不自觉地磨起牙来,这是青少年中普遍存在的生理现象。

◆产生磨牙的原因主要有两个:

　　一是由于肠道寄生虫(如蛔虫)的反射作用。当人晚上入睡以后,肚子里的寄生虫就会在肠道内不断地蠕动,其引起神经的反射作用,使人产生磨牙的举动。二是由于白天过于疲劳。尤其是现在的青少年,运动量过大,神经系统因为长时间得不到充分休息,受到过度刺激,晚上就不能安静地睡觉,就会出现磨牙现象。除此以外,由于咀嚼肌群过度紧张,产生不协调定位动作,或者是上下牙齿长得不怎么规范,存在"过早接触点",这些情况都会导致入睡以后磨牙。

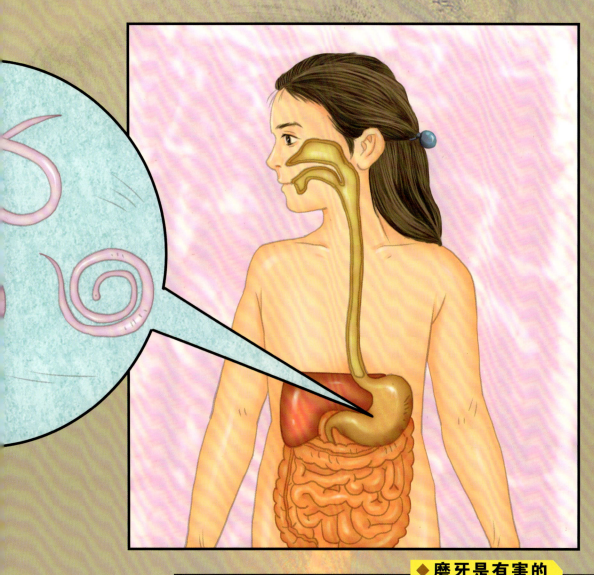

◆ 磨牙是有害的

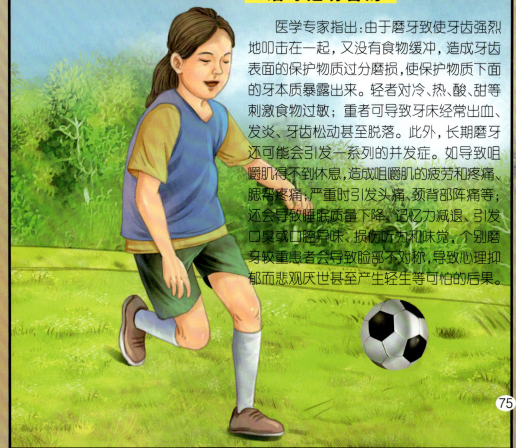

医学专家指出：由于磨牙致使牙齿强烈地叩击在一起，又没有食物缓冲，造成牙齿表面的保护物质过分磨损，使保护物质下面的牙本质暴露出来。轻者对冷、热、酸、甜等刺激食物过敏；重者可导致牙床经常出血、发炎、牙齿松动甚至脱落。此外，长期磨牙还可能会引发一系列的并发症。如导致咀嚼肌得不到休息，造成咀嚼肌的疲劳和疼痛、腮帮疼痛，严重时引发头痛、颈背部阵痛等；还会导致睡眠质量下降、记忆力减退、引发口臭或口腔异味、损伤听力和味觉，个别磨牙较重患者会导致脸部不对称，导致心理抑郁而悲观厌世甚至产生轻生等可怕的后果。

为什么笑的时候会流眼泪

人们在哭的时候会流眼泪，可是，当说到一件非常可笑的事，或非常有趣的笑话而大笑的时候，经常也会笑得流出眼泪来。这是怎么回事呢？

◆ 泪腺位置

泪腺位于眼眶外上方额骨的泪腺窝内，长约 20mm，宽约 12mm。通过结缔组织固定于眶骨膜上，提上睑肌外侧腱膜从中通过，将泪腺分为较大的眶部泪腺和较小的睑部泪腺，正常情况下眼睑不能触及泪腺。

◆ 泪腺

在我们眼球外面的上方有一个腺体，叫泪腺，是制造眼泪的器官。眼泪造出来以后，通过一条细而小的通道送给眼皮，然后由眼皮把它涂满整个眼球。第一是为了保持眼球湿润，第二也可使眼球保持清洁。平时，眼泪的排出量总是维持得很正常。当眼皮眨动的时候，就把泪水排到鼻泪管里，排到鼻腔里。所以眼泪就不会流到眼眶外面。

◆ 原来哭、笑都会流泪

人们在哭的时候，鼻腔里面的压力增加，通到鼻腔去的鼻泪管受阻，泪水流不过去，眼眶里的泪水就越来越多，装不下了，最后就从眼睛里流出来了。人们在大笑的时候，情况也是如此。一方面眼皮闭得很用力挤压眼泪；另一方面因为鼻腔的压力把鼻泪管堵了，泪水平常的通道走不过去了，只好改方向流到眼睛外面了。

Image

Image76

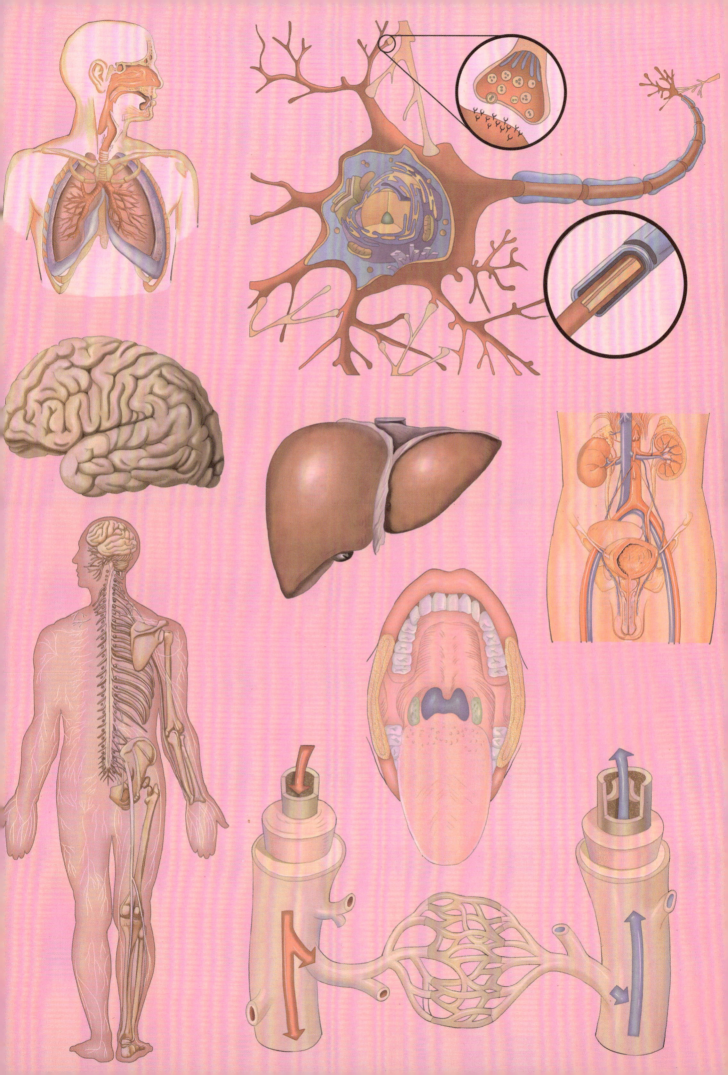

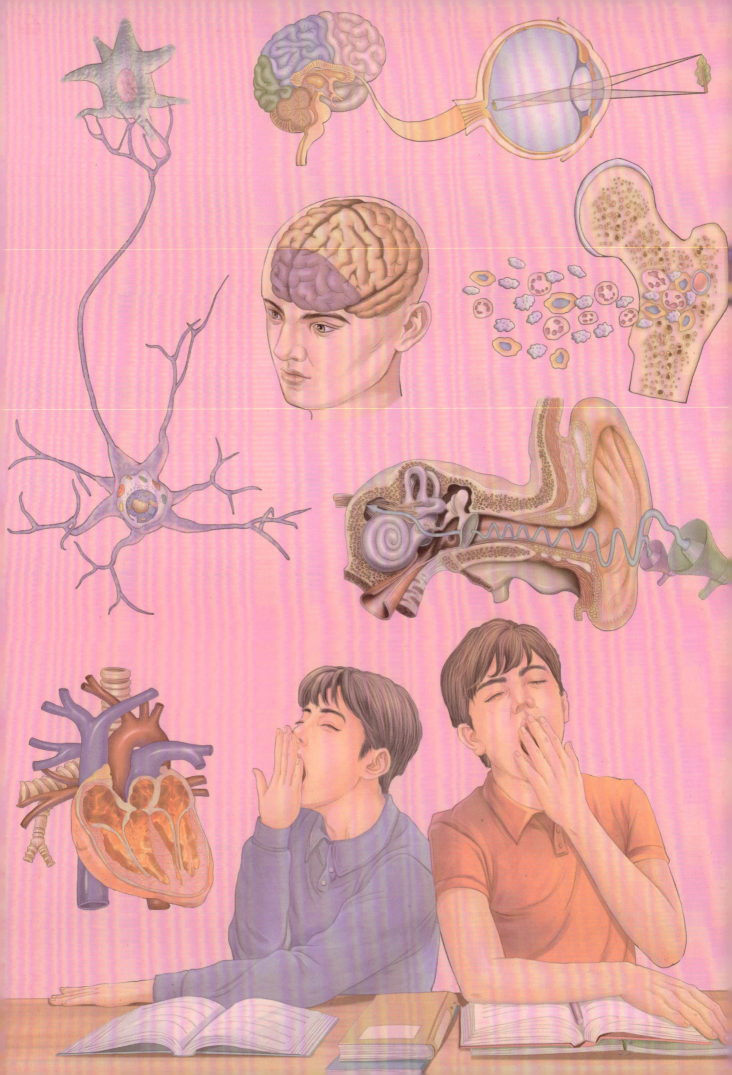